Sérénité Retrouvée

Elisabeth Hénin

ISBN-13: 978-1-7988-9282-4

À Marie-Lou et Noël, mes parents, qui m'ont pétrie d'amour...

SOMMAIRE

REMERCIEMENTS

Merci à mes « souris vertes », Carla, Ilonah, et Leslie, ainsi qu'à Franck, Pierre, Chris, qui tous ensemble illuminent ma vie.

Merci à Chris « le Tibétain », pour son aide si précieuse.

Introduction

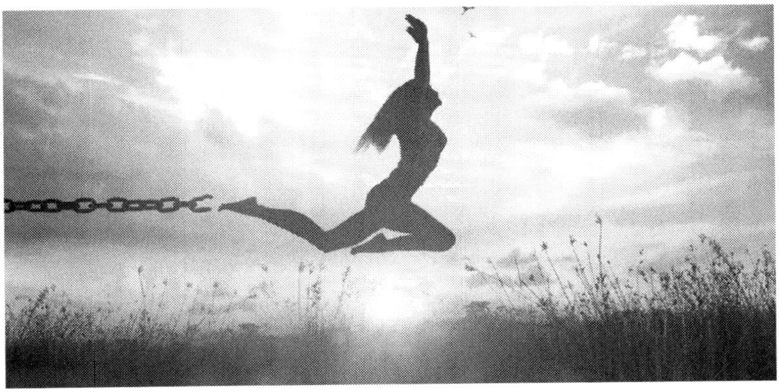

« Les maux du corps sont les maux de l'âme, ainsi on ne doit pas chercher à guérir le corps sans chercher à guérir l'âme. » - Platon

Votre voyage commence

Vous voilà aujourd'hui **au bon endroit** pour en finir définitivement avec l'angoisse et le stress. De manière simple, précise, et en toute sécurité.

Ce que vous allez découvrir va métamorphoser votre vie, vous ouvrir d'innombrables et superbes possibilités.

Il n'y a pas de hasard si vous lisez cela, car votre vœu d'aller bien très vite, sera exaucé.

Vous venez de faire **un premier pas très important vers <u>un nouveau chemin.</u>**

Vouloir pour soi le meilleur

Cet ouvrage va vous conduire **en douceur**, vers une sortie des problèmes liés à votre état. Une véritable libération !

Oubliez ces moments de doute, de peur, de mal-être vous empêchant de vivre normalement !

Je suis si heureuse de contribuer à cela... car aider les autres a toujours fait partie de ma vie.

Soyez attentif... le changement qui arrive, vous promet de grandes joies. Imaginez trente secondes toutes les possibilités qui s'offriront à vous, lorsque vous serez libéré de ce qui actuellement vous empêche de vivre pleinement !

À vous les projets, la liberté de disposer de vous-même. **Vous allez agir sans crainte** d'être freiné par vos maux habituels.

Au moment où vous lisez ces lignes, soyez déjà rassuré, car vous allez bientôt vous sentir délivré, léger, joyeux comme jamais.

Le découragement : une étape nécessaire

Laissez-vous envahir par la gaité, à l'idée de pouvoir prendre une direction originale, positive et constructive. Une bonne condition physique et un esprit serein, seront un renouveau dans votre existence, **vous pourrez commencer une autre vie !**

Je vais vous guider doucement, clairement si vous le souhaitez, vers **un apaisement, un oubli de vos maux**.

Pourtant, à la lecture de ces lignes vous êtes tendu, inquiet, et vous vous demandez si ça va marcher...

Il est possible que votre esprit vous souffle que tout ceci est inaccessible, et vous pensez : suis-je capable de le faire ?

Je dis OUI, bien sûr, mais vous êtes tellement habitué à vivre avec votre handicap, vous travaillez, vous assumez comme on dit, que personne (et surtout pas vos proches) n'imagine le calvaire que vous endurez !

Il est vrai que la plupart du temps, l'anxiété n'empêche pas une vie sociale et professionnelle, mais à quel prix... Symptômes physiques et psychologiques se conjuguent, et la liste est longue des maux qui en découlent :

- Angoisse
- Insomnie
- Migraine
- Acouphènes
- Douleurs diverses
- Phobies
- Difficultés à se concentrer, etc...

Pour endosser vos responsabilités, vos efforts sont

considérables, et votre fatigue devient épuisement.

Une angoisse ressentie par des milliers de personnes

Être à la hauteur, et surtout le rester, est votre souci permanent. **Vous ne laissez rien paraître, mais votre vulnérabilité grandit.**

Beaucoup d'anxieux sont affectés dans leur vie privée. L'homme particulièrement, atteint de faiblesse, considère cela comme un manque de virilité.

Notre environnement est en évolution permanente, et la difficulté première est de s'y adapter. Beaucoup d'entre vous me comprennent n'est-ce pas ? Pourtant, paradoxalement, ce monde est meilleur que celui de nos parents ou grands-parents: moins de guerres, de maladies, et de meilleures conditions de vie...

Alors d'où vient cette angoisse que ressentent tant de gens ?

- De la difficulté d'adaptation à ce monde nouveau,
- D'un manque de confiance en soi,
- De la peur (de l'avenir, des autres, de la maladie...)
- D'un sentiment de culpabilité,
- De l'indifférence,
- Du manque (matériel, affectif...)

- De la solitude,
- De la vieillesse...

Nous connaissons souvent beaucoup plus d'instabilité dans le domaine professionnel de nos jours, et rester toute une vie dans la même boite, tient du miracle.

Adapter ses compétences

L'incertitude liée au travail, peut vous forcer à déménager plus souvent, à perdre vos repères peut-être. Nos anciens, avec pourtant d'énormes difficultés à vivre, étaient plus sereins...

Cette société voit souvent la famille voler en éclat ; il n'est pas rare de changer de conjoint plusieurs fois.

Ainsi, les familles recomposées sont nombreuses. Trop de perplexité entoure notre vie, ce qui est trop pour notre cerveau! **Il faut donc s'adapter, et le mieux possible !**

La société traditionnelle dans laquelle nous étions destinés, sans trop de mal, à exercer tel ou tel métier, suivant nos goûts et aptitudes, a disparu. Rien n'est plus garanti « sur facture », et il faut composer avec une société beaucoup plus ouverte, où même de longues études, ne garantissent pas un avenir paisible.

La pression sournoise pour se montrer qualifié, responsable, pèse énormément.

Voilà comment apparaissent insidieusement le stress et la fatigue !

Savez-vous que « si nous traitions les autres comme nous nous traitons nous-mêmes, il ne nous resterait plus aucun ami » ?...

Ce que vous apportera ce livre

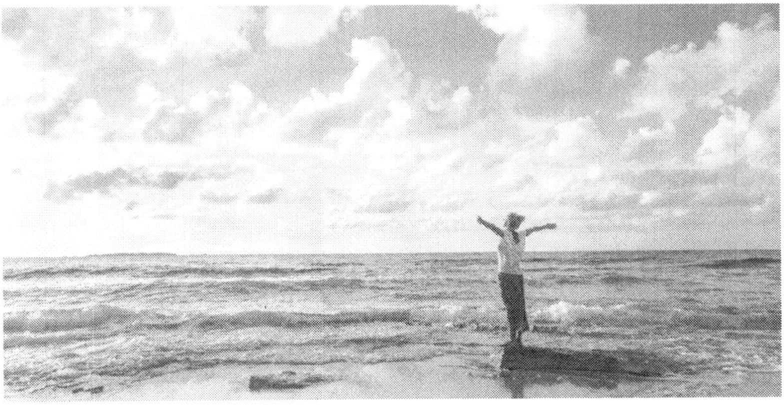

« C'est par le bien-faire, que se crée le bien-être. » - Proverbe chinois

Il est temps d'en finir avec votre souffrance, et ce livre **sera un magnifique moteur pour vous propulser dans votre nouvelle vie**.

Je me dois de vous dire pourquoi j'ai hâte de vous faire avancer dans votre lecture, afin de vous soulager.

Je travaille depuis de nombreuses années dans le domaine de

l'esthétique et du bien-être. La vie ne m'a pas épargnée, comme beaucoup d'entre nous, mais j'ai toujours eu à cœur, de chercher sans cesse une solution à chaque problème. Mon parcours assez solitaire, me permet aujourd'hui d'affirmer que l'on possède en soi d'innombrables richesses, permettant de grandir et guérir.

Dans la situation la plus sombre ou emmêlée, il y a toujours un côté constructif !

Il faut apprendre justement à discerner, déchiffrer le message, car il y en a toujours un. Sa compréhension est indispensable pour connaître le chemin à prendre, et chacun a le sien...

Et voilà ce que j'ai appris à faire : tirer à soi ce fil d'Ariane , qui incroyablement, va vous conduire naturellement vers le meilleur dénouement...

Je ne vais pas m'étendre sur mon parcours personnel, mais vous le découvrirez en filigrane à la révélation de mes secrets, car il s'agit bien là, de vous livrer le meilleur de mon expérience, et croyez-moi, malgré les obstacles, **la vie est passionnante !**

Car il est question ici de vous offrir des méthodes infaillibles, pour retrouver ou **découvrir la sérénité.**

Il n'y a pas de fatalité, et la liberté de choix est bien réelle. Vous êtes ici pour intégrer cette réalité, et vous l'approprier.

Alors, prenez le temps de souffler, et laissez-moi auparavant, vous raconter l'histoire de Maria...

L'histoire de Maria

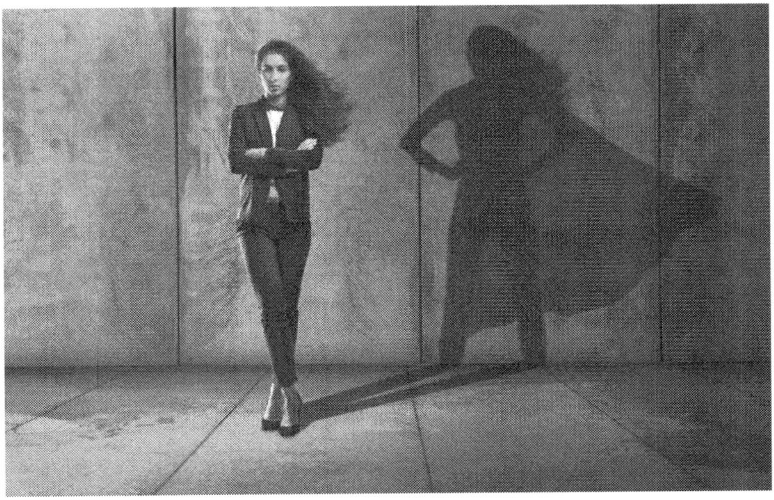

« Ne laissez pas le brouhaha extérieur étouffer votre voix intérieure. »
- Steve Jobs

Maria, cadre reconnue pour ses compétences, travaillait depuis 15 ans avec une belle efficacité dans une moyenne entreprise. **Elle était sollicitée souvent, au-delà de ses limites,** pour rendre des dossiers, et n'hésitait pas à prendre du boulot « à finir à la maison » ; dans son train du soir, on la voyait cogiter et essayer mentalement d'organiser le lendemain au mieux. Puis, venait le dîner à préparer, les enfants et leurs devoirs, son compagnon pressé de s'installer avec une assiette devant la télé... et le mental de Maria luttait ... mais gagnait la plupart du temps !

Seulement une petite ballade le dimanche, ou un film, lui donnaient une respiration pour affronter le lundi.

Bien sûr, Maria se plaignait bien un peu de maux de tête, mais l'aspirine, et quelques vitamines l'hiver, la faisaient tenir.

Puis, après un salon à l'étranger très prometteur, l'entreprise de Maria obtint un très gros marché. Signatures, champagne, jolie promesse d'avancement pour Maria et son staff qui « doivent faire un effort »...

Les commandes arrivèrent, et **la cadence accéléra**... Toujours et encore. Alors pour la première fois, Maria fût prise de panique, douta d'elle-même, et se maudit d'être si faible...

Que lui arrivait-il ? Elle n'arrivait plus à rien, s'interrogeait en vain !

Le travail impeccable qui était le sien, comment le retrouver ? Son job était sa fierté, et la maîtrise de sa carrière lui donnait malgré sa fatigue, une belle assurance. Aller toujours plus loin, plus fort, était normal, et la satisfaction de sa direction était aussi la sienne.

Tourner toujours plus vite autour de ce pilier qu'était son travail, devenait difficile, mais faisable... elle en avait vu d'autres!

Puis, son principal collaborateur malade fut remplacé, il fallut d'urgence former le nouvel arrivant, faire preuve de pédagogie, composer avec une personne difficile, peu malléable...

S'installa alors, en plus de sa charge de travail, une relation pénible avec ce nouveau venu qui prétendait tout savoir !

Ces rapports de force, ajoutés à une demande de résultats toujours plus grande, la firent entrer dans une spirale dangereuse. Elle se mit à ressentir des souffrances de toutes sortes.

A cet instant précis de sa vie, Maria ressentit les premières atteintes de son mal...

La spirale infernale

Des migraines lui vrillaient la tête de plus en plus souvent, elle découvrit « le mal de dos », et arrivait au bureau, le cou flanqué d'une minerve. Elle se sentait ployer, et personne ne reconnaissait dans sa nouvelle apparence, la Maria battante, efficace, sûre d'elle, et qui ne se plaignait jamais.

Où était la Maria d'autrefois ? Il n'y avait pas si longtemps, elle était encore la référence de sa boite...

Puis, vint la semaine où elle commença à oublier de noter ses rendez-vous, le nom de certains dossiers, et fût de plus en plus distraite, au point de zapper d'importantes commandes. Elle n'était plus du tout « opérationnelle ». Après consultation médicale, Maria fût contrainte à un arrêt brutal, et cette constatation d'impuissance à exercer son job, la plongea dans une profonde angoisse.

Commença ainsi une longue période noire d'inactivité, de tristesse, de prises d'anxiolytiques en tous genres, sans résultats...

Difficiles ces journées... à essayer sans pouvoir ! Ne plus pouvoir lire ou rédiger, ne plus pouvoir se concentrer même sur un feuilleton télé, ne plus vouloir cuisiner, et trouver compliqué d'aider les enfants pour leurs contrôles scolaires... Enfin, une vraie galère !

Bien sûr, elle avait bien entendu parlé de certaines pratiques de médecine douce, et parfois, elle tentait de se renseigner, mais non..., le temps filait, et son moral était au plus bas, comme sa forme physique.

Elle n'avait plus aucune énergie...

Les mois passaient, et Maria prenait parfois des nouvelles de ses anciens collègues, espérant secrètement être apte à les retrouver bientôt.

Mais rien, aucune amélioration.

Le jour où tout a changé

Enfin, un soir de juillet, ce fût son anniversaire. Sa meilleure amie, lors de la jolie soirée organisée à son intention, lui offrit un cadeau. Mais fatiguée et apathique, lasse, elle le regarda à peine...

Pourtant, Maria n'avait jamais eu ce genre de présent, et ce qu'elle ne savait pas, c'est qu'il allait changer sa vie !

Il se passa au moins trois mois avant qu'elle ne se décide à s'intéresser à ce qu'elle avait reçu de son amie. Grâce à un sursaut de curiosité, ENFIN, elle allait découvrir un monde qu'elle ignorait.

Comme une étincelle, une autre manière de vivre et non plus d'exister !

Et là, à cet instant, vous vous demandez quel est ce présent qui a transformé Maria ? Comment est-elle devenue une femme en forme et épanouie ?

Eh bien, vous allez devoir attendre de progresser dans votre lecture, car ...

Le secret de Maria est à l'intérieur de ces pages !

La méthode mystérieuse

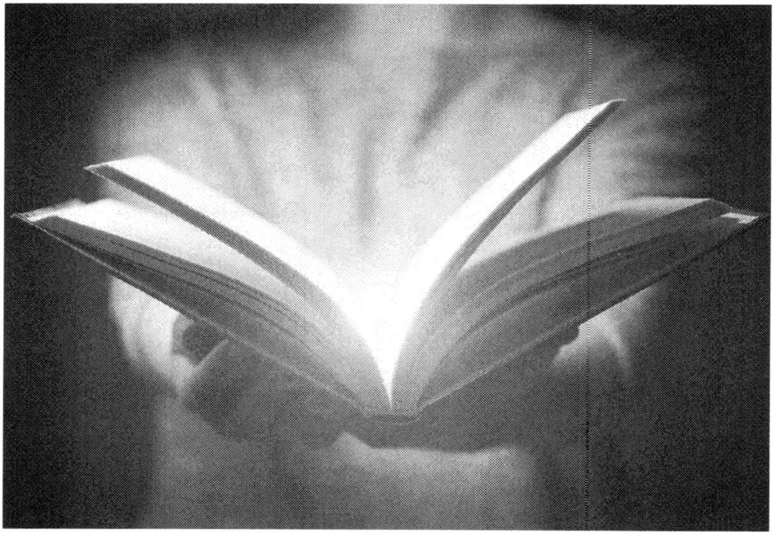

« Ne sous-estimez jamais le pouvoir que vous avez de vous changer vous-même » - H. Jackson Brown

Allez ! je vous sens impatient, et je veux tout de suite, sans plus attendre, vous livrer l'histoire d'une femme en souffrance qui a beaucoup compté pour moi. En partageant des moments difficiles avec elle, et en essayant de l'aider, j'ai constaté que les méthodes que je vais vous livrer marchent vraiment !

Alors, qu'est-ce que « Sérénité Retrouvée » ?....

C'est simplement et précisément, la désignation **d'un programme en 10 points, pour vous évader du carcan douloureux qui est le vôtre.** Et pour y parvenir, je ne vous quitte pas d'une semelle.

Une évolution pas à pas.

Comme promis, je vais vous accompagner graduellement, afin de vous poser sur le chemin du renouveau, du bien-vivre, et de la douceur retrouvée.

Dix points direz-vous, c'est beaucoup... et c'est peu car, parmi toutes les recettes magiques que je vais vous confier précieusement, votre subconscient va choisir.

Et là, commence <u>VOTRE</u> histoire, car le lecteur tirera de mon livre quelque chose de merveilleux, mais de particulier à chacun.

Ce qui fait l'originalité de ce programme, est qu'il va s'appliquer à votre personnalité, et devenir **un projet qui n'appartient qu'à vous.**

J'insiste sur ce point capital, car la réussite est là.

Vous avez pris la peine d'acheter cet ouvrage, cela révèle un désir. Déjà, à ce stade, je ressens une intention... car mon titre est révélateur, et puisque vous êtes là, avec moi, déjà nous progressons.

Si nous partons du principe que **« l'intention vaut l'action »,** vous avez fait un premier pas très important, vers le renouveau.

À ce stade, permettez-moi de vous guider sur ce que j'appelle, le rythme de lecture.

Le rythme de lecture

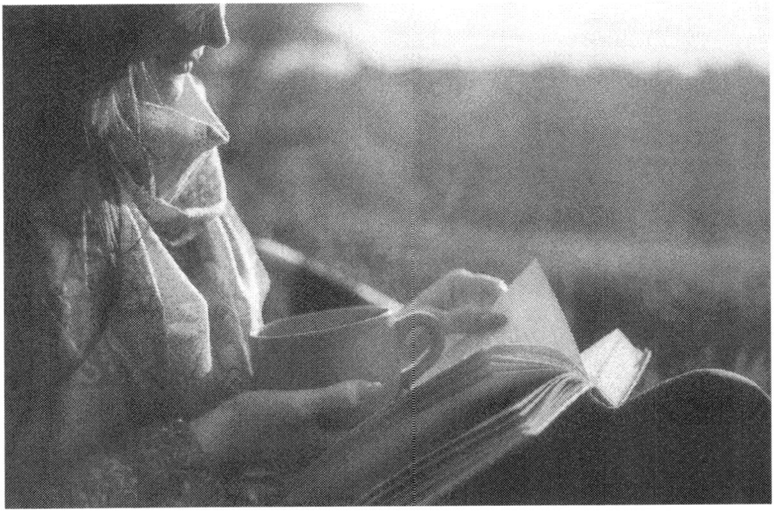

« La vie est une succession de leçons qui doivent être vécues pour être comprises. » - Hellen Keller

Les mots vous le savez (ou pas), ont une résonance..., et ce que vous lisez ne vous est pas communiqué au hasard.

Ne lisez pas trop vite, et laissez ce contenu pénétrer votre

esprit.

Prenez le temps de réfléchir à POURQUOI vous lisez ceci...

Si vous êtes en souffrance, et peu importe laquelle, veuillez s'il vous plait fermer les yeux quelques minutes...

Prenez une grande inspiration et soufflez..., puis doucement, laissez-vous porter vers l'avenir serein, et libéré de contrainte que vous souhaitez de tous vos vœux : ce peut être une santé retrouvée, une forme magnifique, des projets réalisés, des vacances sans soucis, la sérénité, la paix...

Imaginez la joie profonde d'une libération, ressentez cette vibration !

Alors je vous laisse, et vous le demande vraiment : faites ce saut dans l'avenir, et...

Éveillez-vous à vous-même !

Provoquez le destin

Il n'existe pas deux types de personnes : les chanceux, et les affligés.

Tout bonnement, il y a ceux qui provoquent le destin, et ceux qui, à leur insu, le subissent. Donc, pour aller mieux, **il faut commencer par changer sa manière de percevoir les choses.** Et je vais m'appliquer à vous montrer comment.

Petite question :

Devant votre apéritif, dites-vous que le verre est à moitié vide, ou à moitié plein ?

Cela a l'air simple, mais ce petit verre innocent, évoque votre façon de voir la vie. Si pour vous, le verre est vide, vous exprimez un manque, donc du négatif ; et sans que vous vous en aperceviez, votre subconscient affiche un moins !

Si votre état physique n'est pas au mieux, ou que vous êtes stressé, chaque jour vous pensez et parlez négativement. Le négatif attirant le négatif, vous entrez carrément dans un cercle vicieux. De ce fait, vous allez mal, et ça n'est pas près de s'arranger !

Voyons à ce propos, ce que **Sérénité Retrouvée** va nous révéler, dans sa première méthode.

Instruction n°1 : Lâcher-prise

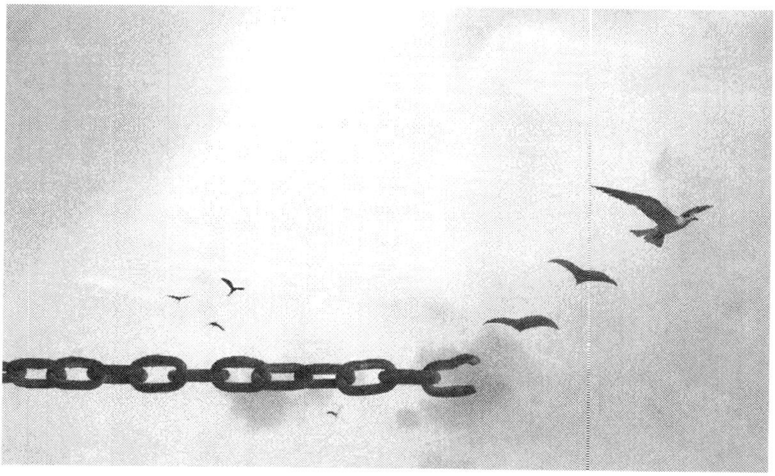

« Parfois, lâcher prise est un acte plus puissant que se défendre ou s'accrocher. »

Il s'agit dans ce chapitre de découvrir comment vous allez sortir de votre inquiétude collante. À ce stade, et c'est important, je souhaite ardemment votre participation active. Croyez-le, si vous appliquez scrupuleusement le précepte suivant dès maintenant, ce jour est le premier, sur le chemin de votre guérison.

Il est impératif de cesser de faire ce que la plupart d'entre nous font souvent ; alors je vous le demande :

NE VOUS PLAIGNEZ PLUS !

La plainte à propos de tout, correspond à un schéma de pensée, faisant que votre esprit cible de manière inconsciente, le négatif. Peut-être, avez-vous toujours entendu votre père ou votre mère, vous dire que vivre est difficile, ou qu'il faut toujours se préparer au pire, ou ne pas se réjouir trop vite.

Sans doute, leur enseignement a été lié au pessimisme, et voilà pourquoi, dès votre réveil, votre subconscient vous ressert le plat de la veille : votre anxiété !

Le stress causé par votre plainte détériore vos neurones, et écouter les autres se plaindre, produit le même effet. Autant que possible, laissez les pleurnicheurs loin de vous !

Alors, écoutez-moi, vous allez transformer votre lamentation, avec seulement un peu d'attention : allez-vous dire demain « flute ! je dois aller bosser ! » ? NON, vous direz « j'ai la chance d'aller travailler ».

Autre astuce simple : retirez de vos propos, les mots « je » ou « moi », et ne finissez pas vos phrases par une note négative.

Une mauvaise habitude à la source de nombreux maux

Ronchonner dès le réveil, ne vous prépare pas à commencer la journée de façon optimum.

Je me souviens que, après avoir craqué sous le poids du stress, Maria se morfondait dans la complainte dès qu'un petit désagrément survenait ; elle anticipait le pire (et attendait même qu'il arrive) ... Voici l'exemple d'une mauvaise habitude qui ternit votre quotidien, mais pas seulement.

En fabriquant des obstacles au développement personnel, les plaintes intempestives, auraient également des effets sur la santé :

- Maux de dos
- Douleurs musculaires
- Problèmes cardiaques
- Augmentation du risque de diabète
- Augmentation du risque d'obésité...
- D'autres désagréments, dus en grande partie au stress, sont engendrés par cette négativité. Une spirale de complainte, devient une prison dont il est difficile de sortir.

Cela change entièrement notre perception de la vie, de la réalité, et même des autres.

Dans cet état de déprime ou d'énervement, on a tendance à ne plus reconnaître les sources de joie et de bonheur.

On ne relativise plus, et tout se noie dans un gris uniforme. Du coup, on devient une source de négativité pour l'entourage.

Pourquoi se plaint-on ?

Mais qu'est-ce qui déclenche ces plaintes ?

La psychologue Robin Kowalski, de l'Université Clemson, a défini les cinq raisons principales de nos plaintes. Des raisons que Will Bowen, auteur et conférencier, a classées grâce à un acronyme mnémotechnique français : R.O.G.N.E.

- **R comme Recevoir de l'attention**

C'est inné et naturel chez l'être humain : nous avons besoin de recevoir de l'attention. Se sentir partie intégrante d'un groupe, pour beaucoup, est sécurisant.

Se plaindre (de son travail, sa famille, son poids, du temps qu'il fait...) est un moyen d'attirer l'attention, et d'appeler au secours...

- **O comme Occulter sa responsabilité**

Se plaindre, c'est aussi un moyen de ne pas se sentir responsable. En accusant la lenteur de l'administration, ou l'incompétence crasse d'un collègue, c'est un moyen de dire à son interlocuteur : « si je n'agis pas efficacement, c'est parce que je ne suis pas épaulé(e) dans mes tâches ». Une façon donc, de justifier son inaction.

- **G comme Générer de l'envie**

Certains utilisent la plainte pour provoquer de l'envie, se vanter. Dire par exemple « mon mari ou mon copain est désordonné » , est une manière de mettre l'accent sur son goût du rangement et de l'ordre.

C'est un phénomène souvent inconscient, accentué par l'envie secrète d'être apprécié de tous.

- **N comme Nourrir son pouvoir**

La plainte est aussi un moyen d'asseoir son autorité. Certains affirment ainsi leur place de leader, en associant des alliés, si la situation se transforme en confrontation face à un « ennemi commun ».

- **E comme Excuser une piètre performance**

Contrairement à la personne qui se lamente pour justifier son inaction, celle qui le fait pour justifier sa piètre performance, évoquera des circonstances particulières pour atténuer son échec. Elle trouvera toujours un « pseudo » responsable, pour se disculper.

Ce que disent les scientifiques

Râler à trop forte dose, nuit gravement à votre santé. C'est ce que confirme les travaux du psychiatre américain Steven Parton.

Celui-ci signifie que, **plus une pensée est utilisée, plus on y revient facilement et régulièrement**, car le chemin parcouru par cette idée a été enregistré par notre cerveau.

Cela s'explique par les connexions entre les synapses :

« Quand vous avez une pensée, une synapse crée un pont jusqu'à une autre, et lui envoie un signal électrique. Ce dernier transporte et transmet l'information à laquelle vous pensez », détaille le scientifique.

Or, plus ces connexions sont répétées, plus les synapses se rapprochent les unes des autres, et moins le circuit est long à parcourir. Ainsi, **si nous nous connectons en permanence à des pensées sombres, nous sommes de plus en plus disposés à broyer du noir**. Se forme alors, un cercle vicieux pessimiste !

Pensée positive et idée noire

« Cette situation arrive quand les synapses qui représentent le négatif, sont plus proches et mieux connectées entre elles, que celles qui traitent du positif. Naturellement, la pensée qui gagne, est celle qui a le moins de distance à parcourir, et donc, ici, c'est la pensée négative », analyse Steven Parton.

Cette négativité est malheureusement très transmissible, comme un virus, car les personnes qui nous entourent tâchent de s'ajuster à notre humeur, et de s'identifier à nous.

« Quand on voit quelqu'un vivre une émotion, notre cerveau tente de recréer ce sentiment, afin qu'on puisse se rendre compte de ce que la personne est en train de traverser. C'est l'empathie [...]. Mais il y a aussi des moments de partage moins bénéfiques, comme lorsque vous passez toute une soirée avec des amis qui adorent ragoter, critiquer, se moquer », avance le psychiatre.

Dis-moi qui sont tes amis, et je te dirai comment tu te sens ! Par altruisme, il est utile et urbain, de laisser ses idées noires sur le pas de la porte, lorsqu'on rend visite à un ami, pour éviter de polluer l'ambiance.

« Se plaindre auprès des autres, reviendrait à péter dans un ascenseur, alors que vous êtes enfermés avec eux », décrète le

psychiatre Jeffrey Lohr.

Ce stress qui vous tue

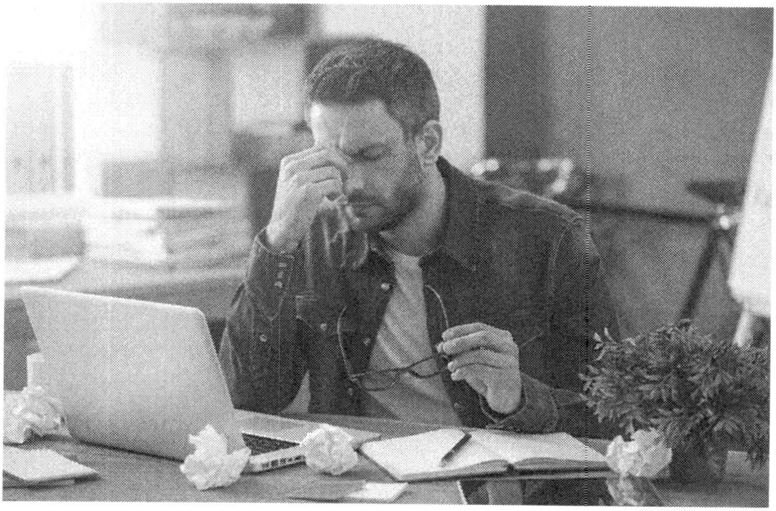

Bougonner est aussi un puissant générateur d'anxiété.

Quand on se plaint, on libère du cortisol, l'hormone du stress. Et cela nous rend plus accessibles à toutes sortes de troubles : système immunitaire défaillant, augmentation des risques de crise cardiaque, de diabète ou d'obésité.

« Peu de gens le savent, mais le stress est l'un des plus grands maux que peut subir l'organisme. Il possède une énorme influence sur ce dernier, et elle est très rarement positive, pour ne pas dire jamais », avertit Steven Parton. Se plaindre, peut même nous tuer, selon le psychiatre.

Il est donc grand temps de changer, en adoptant la positive attitude au quotidien. Apprenons à nous libérer de nos idées noires, pour se concentrer sur les bonnes nouvelles !

Comment arrêter de se plaindre ?

Pour cesser de se plaindre, il faut éliminer plusieurs habitudes solidement ancrées. Des recettes existent, pour venir à bout de ces lamentations.

- Se plaindre en silence (et essayer de penser à autre chose).

Déjà, ne plus exprimer ses plaintes à haute voix, va affaiblir grandement leurs effets au quotidien, sur vous, et ceux qui vous entourent. La phase suivante, consiste à penser à autre chose, puis, à vider son esprit de toute réflexion négative.

- Modifier et renouveler son langage (et voir plus grand)

Ensuite, il faut choisir un vocabulaire positif, et plus largement, une attitude bienveillante. Ainsi, il faut voir grand, et ne pas se limiter dans ses pensées.

- Faire des listes des réalisations et des sympathiques nouvelles

Prendre conscience de tout ce qui nous arrive de positif, est un bon moyen de contenir les plaintes, et les stopper. Pour y parvenir, rien de mieux que les listes. Cela permet de nuancer, et tempérer au quotidien.

- Apprendre la gestion de ses émotions

Autre étape indispensable pour relativiser, et arrêter de se morfondre continuellement ? Apprendre à contrôler ses émotions, bonnes ou mauvaises. Cela évite les ascenseurs émotionnels, et les cercles de négativité.

- Prendre les soucis à bras le corps

Enfin, pour diminuer et puis finir par cesser de se lamenter, il faut aussi faire face à ses problèmes. Surtout ne pas les laisser s'insinuer dans notre esprit, ou notre quotidien.

Plusieurs choses à ne pas omettre pour y parvenir : faire un grand tri sélectif dans son entourage, et fuir les esprits négatifs. Sortir de sa zone de confort, est nécessaire pour avancer.

- Changer de perspective

Dans l'existence, tout est question d'angle et de point de vue. On a tendance à trouver des prétextes pour se dérober, mais on a tort, car chaque challenge est une chance, destiné à mettre en exergue ses réelles capacités. Il y a toujours quelque chose à retenir d'une situation complexe. En prendre conscience, est un passe efficace pour arrêter de se plaindre.

N'oubliez pas, si le verre est à moitié vide, il est aussi à moitié plein !

Vos deux premières actions pour le changement

Maintenant, je vous invite solennellement, à vos deux premières implications. Elles vont vous paraître faciles, peut-être trop, ou même élémentaires... mais ne vous interrogez pas.

Je vous demande simplement d'agir, sans intellectualiser !

Pour vous placer sur la voie de la guérison, **vous allez devoir intégrer dans votre planning , deux petits actes**.

Ne soyez pas inquiet, ils s'intègrent tout à fait facilement dans l'emploi du temps le plus serré, et sont **très agréables**.

L'un se posera le matin, l'autre, le soir au cours de vos activités quotidiennes : le coucher, et la toilette.

Pour l'instant, ça va, vous effectuez les deux n'est-ce pas ?

Commençons par imaginer votre fin de journée. Vous avez beaucoup travaillé, ou simplement, au fil des heures, occupé ou pas, arrive pour vous, le moment proche du sommeil.

Si il est une forme de délivrance et d'oubli des maux pour certains, d'autres voient venir la nuit avec peur. La crainte d'insomnie, et son cortège de malaises, vous assaillent.

Que vous soyez bon dormeur ou insomniaque, ma pratique est pour vous.

Le soir : Le bain de lumière

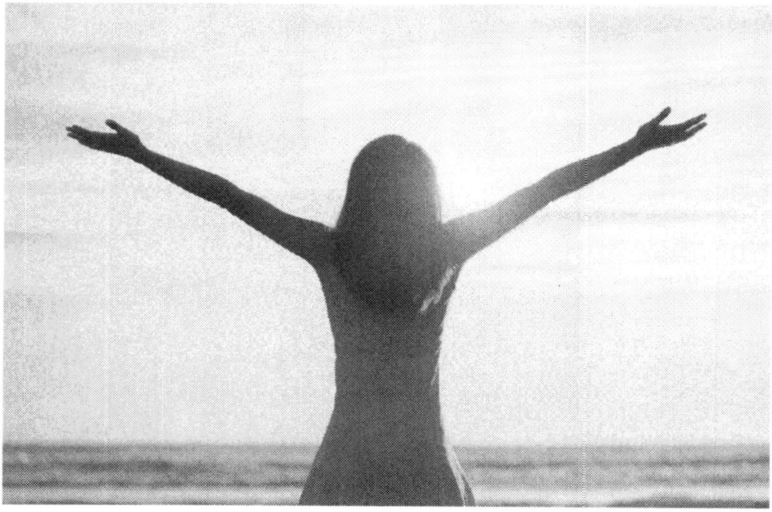

« Votre douleur d'hier est votre force d'aujourd'hui. »

Le soir, dans votre lit, au moment où vous souhaitez dormir, prenez un instant : étendu sur le dos, paumes des mains à plat sur le ventre, ou sur les côtés, fermez les yeux.

Centrez votre attention sur votre respiration, et inspirez profondément.

Comme si vous vouliez capturer tous vos tourments, expirez lentement pour les voir s'échapper.

Visualisez-les sous forme de nuages gris ou noirs, et regardez-les disparaître... À la seconde inspiration, prenez conscience déjà de votre apaisement en agissant ainsi, et captez encore plus de nuages sombres. Expirez en expulsant cette nuée pesante, et sentez le soulagement. Trois ou quatre respirations ciblées et profondes, suffisent.

Maintenant, laissez aller votre souffle paisiblement, et détendez-vous. Puis, imaginez le sommet de votre tête ; une brèche s'ouvre...Vous voyez une spirale de lumière tournoyer, et pénétrer à l'intérieur de votre crâne. Elle est formée de minuscules bulles blanches/doré très brillantes, un peu comme du champagne... Accueillez ce vortex de lumière scintillant et doux; ressentez cette sensation libératrice, telle une régénération de tout votre être ; ce tourbillon vous fait du bien, vous ne voyez que lui...

Ces particules de lumière vous pénètrent avec bonheur, vous êtes serein...

Cette énergie blanche, caressante et pure, répare votre corps; elle passe par votre cerveau, vos yeux, votre cou, et vous la voyez descendre progressivement en purifiant chaque cellule, de chacun de vos organes... jusqu'au bout de vos pieds.

Elle est claire, vivante, bienfaisante, vous apaise, vous soulage.

Vous percevez cette calme sensation rassurante, comme un rayon de chaleur agréable ; vous voilà dans un cocon, en sécurité... Profitez de cet instant, pour vous envoler vers un endroit magique, une forêt, une plage au crépuscule, un désir enfin réalisé, qui vous comble de joie...

Puis doucement, ce passage au-dessus de votre tête se referme, et les jolies bulles dorées, continuent leur paisible danse réconfortante.

Après quelques minutes, elles perdent peu à peu leur intensité, laissant votre moi profond glisser dans la quiétude, et la sérénité.

Alors, croyant ou pas, remerciez Dieu ou l'univers pour ce moment, et chuchotez intérieurement : « à partir de maintenant, je m'ouvre au bonheur », et laissez votre esprit glisser vers vos rêves...

Le matin : La douche reconnective

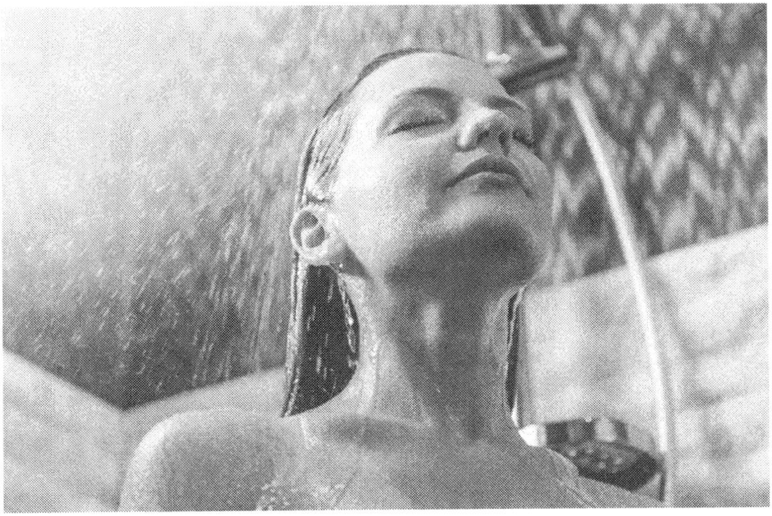

« Lorsque vous vous levez le matin, pensez au bonheur d'être en vie, de respirer, de penser, d'aimer. » - Marc Aurèle

Vous sortez du lit, vous traînez peut-être, en avalant ou pas, un petit déjeuner ; votre esprit très vite, se remplit de tout ce qui va faire votre journée...

Votre mental s'arme pour affronter les prochaines heures, votre cerveau empile les tâches à accomplir, et ça monte, ça monte, comme un millefeuille, et c'est dans cet état que vous entrez dans la douche !

Avant de démarrer le matin, vous voilà déjà **englué dans une routine collante**, et au sortir de la salle de bain, vous êtes « le nez dans le guidon » dès le début du jour.

Je vous propose encore la facilité, pour optimiser ce moment, trop souvent expédié à la va-vite, afin de le rendre précieux et bienfaisant.

N'oubliez jamais de multiplier le plus possible, dans la journée, « les instants bonheur » ! La multiplication de ces minutes choisies, va booster votre cœur, et le rendre plus léger.

Donc, en vous éveillant, prenez un peu de temps, étirez-vous, inspirez profondément et soufflez... puis doucement, laissez-vous porter vers un avenir tranquille, libéré de contrainte, celui que vous souhaitez de tous vos vœux : ce peut être une belle santé, une forme magnifique, des projets réalisés, des vacances sans soucis, la sérénité, la paix...

Imaginez la joie profonde d'une libération, éprouvez cette vibration !

Alors je vous laisse, et vous le demande vraiment : faites ce saut dans l'avenir, et **ÉVEILLEZ-VOUS à VOUS- MÊME !**

Ainsi, le matin, posez le pied au sol avec gratitude, et au moment de la toilette, plutôt qu'un simple savonnage, **préparez-vous à une purification.**

Je vous rassure, le temps est exactement le même, seulement, vous allez vous centrer sur un but :

Laver, et purifier vos corps physiques et subtils.

Durant le moment de la douche, prenez le temps, et observez l'eau qui glisse sur votre peau ; tout ce qui est toxique, se détache de vous... les préoccupations se décrochent de vos pensées et émotions, vos cellules se libèrent. Ressentez la mousse du savon désincruster en profondeur, tout ce qui est hostile à votre corps. Transportez-vous mentalement dans un endroit superbe, ...et évadez-vous !

L'eau vous régénère, une sensation de bien-être intense vous gagne. Chaque cellule rayonne, activant totalement le positif dans vos corps physiques et subtils.

Vous voilà libéré des dernières traces négatives.

Remerciez l'eau, pour cette magnifique ablution, goutez cette impression de grande pureté qui vous envahit joyeusement.

Vous pouvez alors vous rincer, en bénissant l'eau, pour son merveilleux travail ...

Je vous conseille de faire cet exercice chaque jour, et de constater combien cela est bénéfique pour vous.

Si vous êtes adepte du bain, opérez de même, en mettant de l'huile essentielle de lavande (20 gouttes), délayée dans une cuillère à soupe de lait en poudre, dans la baignoire.

Cette toilette, le soir, chasse la mauvaise fatigue, et favorise le sommeil.

« Deux sources vivifiantes ont été données à l'homme pour se retremper : le soleil et le sommeil, la sensation du bonheur et l'oubli des peines. » - Jean-Napoléon Vernier

Instruction n°2 : Affirmation positive

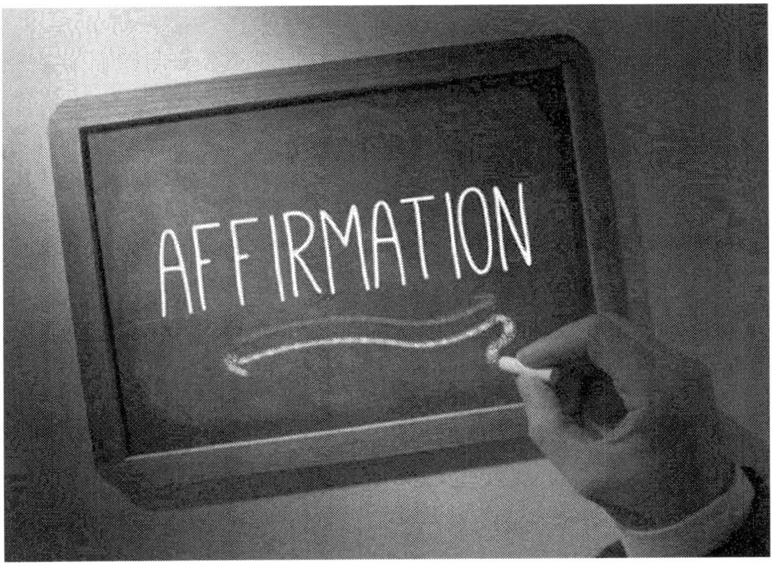

« Je choisis de prendre mon bien-être en urgence plutôt que de prendre mon mal en patience »

Sachez que le négatif attire le négatif, et le positif attire le positif, c'est une loi de l'Univers.

Vos pensées émettent une vibration, attirant une onde d'un taux vibratoire identique. Tel l'aimant attirant le métal, si vos pensées se paralysent sur un sentiment d'échec, ou un souhait non réalisé, la Loi d'Attraction logiquement, collera à cette image de défaite. Vos efforts resteront vains, si vous tournez en boucle, autour de vos déceptions !

Pour sortir de cette spirale, il faut résolument changer d'attitude. Préparez-vous au succès, en changeant votre langage intérieur.

Il existe un exercice facile, même s'il vous semble un peu stupide : mettez-vous devant votre miroir, et dites :

- J'attends le meilleur, et je vais l'obtenir.
- Je suis en parfaite santé.
- Je suis créateur de richesse.
- Je me réveille heureux, et ce bonheur m'accompagne tout le jour.
- J'arrive toujours à finaliser mes projets.
- J'ai le temps de faire ce que j'aime.
- Je reçois l'amour que je donne.
- Aujourd'hui, je m'ouvre à quelque chose de nouveau.
- Pour le meilleur, je dépasse mes limites.
- Je suis créateur de ma vie réussie.
- Mon apprentissage me mène là où je veux aller.
- Je me crée une santé de fer.
- Je suis en parfaite sécurité.
- J'acquiers de nouvelles expériences.
- Je me libère, et réalise mes vœux les plus chers.
- Financièrement, je suis au top.
- Mon corps est unique, et je le bichonne.
- Mon cœur est en paix.

- Mes pensées inspirent ma vie.
- Ma maison est un espace de paix et de sérénité.
- Je deviens plus beau (belle), tous les jours.
- Ma force s'accroit chaque jour.
- Plus je me comprends, plus mon objectif est limpide.
- Aujourd'hui, je libère mes peurs, et j'ouvre mon cœur.
- Mon guide intérieur me mène vers les opportunités qui me conviennent.
- Je suis calme, paisible, équilibré.
- Je suis ouvert à la suggestion divine.
- J'ai confiance en mes intuitions.
- Je suis sur terre pour connaître santé et bien-être, à profusion.

Bien sûr, vous allez choisir 3 ou 4 affirmations, ou tout simplement créer la vôtre, mais il sera nécessaire d'accomplir cet exercice, tous les jours. En prenant soin, bien sûr, de remplacer les pensées négatives, par des pensées positives.

- Au lieu de penser : « La peur que ça ne marche pas »
- Pensez plutôt : « La certitude que cela marche »

- Au lieu de penser : « La peur que je ne puisse le faire »
- Pensez plutôt : « La certitude que je réussisse ».

3 clés sur les affirmations positives

<u>1 – Les affirmations contribueront à développer un bon état d'esprit</u>

Les affirmations sont l'un des outils les plus puissants, pour parvenir rapidement, à être celui qui sera capable, de faire aboutir tout ce à quoi il aspire dans sa vie. Ces affirmations répétées vont développer l'état d'esprit (pensées, croyances, concentration) indispensable, pour franchir un palier, dans n'importe quel domaine.

2 – Elles vous libèrent des pensées parasites et handicapantes

Nous avons la faculté de nous reprogrammer, pour surmonter les peurs, insécurités, mauvaises habitudes et croyances, ainsi que les comportements handicapants et destructeurs. Cela réalisé, nous afficherons la réussite que nous souhaitons dans le domaine de notre choix.

3 – Les affirmations vous aident à atteindre vos objectifs

Répéter à longueur de temps une affirmation, conduit à son acceptation par votre esprit, et opère une modification structurelle de vos pensées, croyances et comportements.

D'après une étude publiée dans le Psychological Science ,qui explore les réactions neurophysiologiques : les affirmations positives nous aident à améliorer nos performances, mais également, à être plus attentif et émotionnellement réceptif.

3 manières d'exploiter les affirmations positives

1 – Soyez clair et formel, à propos de ce que vous désirez

À ce propos, je me souviens que cela avait énormément aidé Maria dans sa progression, et sa guérison.

Décidez et énoncez vos affirmations puis, écrivez-les sur papier.

Notez vos affirmations dans leurs moindres détails. Plus elles seront concises, plus leur pouvoir sera amplifié. Vous avez la possibilité de trouver des affirmations toutes faites sur Internet. Mais je vous conseille vivement de créer les vôtres. Faites en sorte qu'elles soient bien axées sur vos objectifs.

2 – Utilisez le présent, pour déclarer vos affirmations sur papier

Vous devez vraiment écrire vos affirmations positives au présent, et à la première personne, comme si elles avaient déjà été obtenues.

Un exemple si vous êtes timide : « Je suis confiant. »

Petite astuce personnelle : Il se peut que certaines affirmations ne fassent pas ressortir d'émotions positives en vous. C'est un signe que vous doutez encore, vous vous méfiez, et que vos croyances sont limitantes. Ne vous en inquiétez pas. Pour passer outre les blocages de l'esprit, vous pouvez utiliser ce genre d'affirmation également : « Je suis de plus en plus confiant ».

J'ai utilisé cette technique à mes débuts ,car je n'arrivais pas à me voir « déjà confiante » (il faut dire que j'étais extrêmement réservée, presque timide). Cependant, j'arrivais parfaitement à me voir « de plus en plus confiante », cela me faisait rêver... Ce petit truc m'a aidée à intégrer plus facilement de nouvelles croyances dans mon esprit. Puis, doucement, j'ai pu lever certains blocages intérieurs, afin de changer de vie.

D'ailleurs, ne faites jamais d'affirmations de ce style :

- « J'aimerais »
- « Je ne veux pas »
- « J'aurai », etc...

Vos affirmations ne doivent jamais être écrites ou prononcées au futur, ou de façon négative.

Une affirmation doit être créée avec de l'assurance, et une foi inébranlable. Vous devez exclure tout mot, qui puisse vous rappeler ce que vous ne voulez pas.

Par exemple : si vous souhaitez vraiment cesser de penser négativement, la meilleure expression sera : « Je pense, et ressens toujours de façon positive, mes réflexions me rendent heureux ,à chaque instant de la journée. »

3 – Créez des affirmations de manière sensible.

Comme je vous le disais précédemment, vous devez établir des affirmations qui fassent jaillir en vous des émotions positives. Les vibrations émotionnelles, ajoutent de la force à vos désirs. Elles engendrent une énergie intérieure puissante, qui permet à votre être global d'intégrer votre affirmation, et de transcender son pouvoir.

Un travail qui n'appartient qu'à vous

Beaucoup de personnes pensent qu'il n'est pas simple de fabriquer ses propres affirmations. Ce qui démontre, bien sûr, que ces dernières ne se sentent pas aussi bien qu'elles le devraient.

Dans ce cas, un travail personnel doit être accompli minutieusement, afin de briser quelques vieux schémas mentaux, qui pourraient bloquer leur avancement.

Pour parvenir à fonder vos propres affirmations, appuyez-vous sur les 3 étapes précédentes. Puis, répétez-les jour après jour, afin de mettre votre esprit en condition de les accepter.

Soyez bien régulier pendant au moins 21 jours

Il est dit qu'une affirmation reproduite journellement, prend son précieux pouvoir, à partir du 21e jour. C'est le temps nécessaire, pour qu'une nouvelle habitude prenne place dans votre vie. Lorsque vos affirmations seront une pratique routinière, les exécuter sera pour vous simple, normal, et dans ce cas, y croire sera beaucoup plus facile.

Alors, créez vos affirmations, et prenez l'engagement ferme, de les répéter pendant au moins 21 jours.

Méditez sur les paroles du Dalaï-Lama :

« Tant que vous pensez que tout est la faute des autres, vous souffrez. Quand vous réalisez que tout prend naissance en vous, vous pouvez alors cheminer vers la paix et la joie. »

Instruction n°3 : Apprendre à se connaître

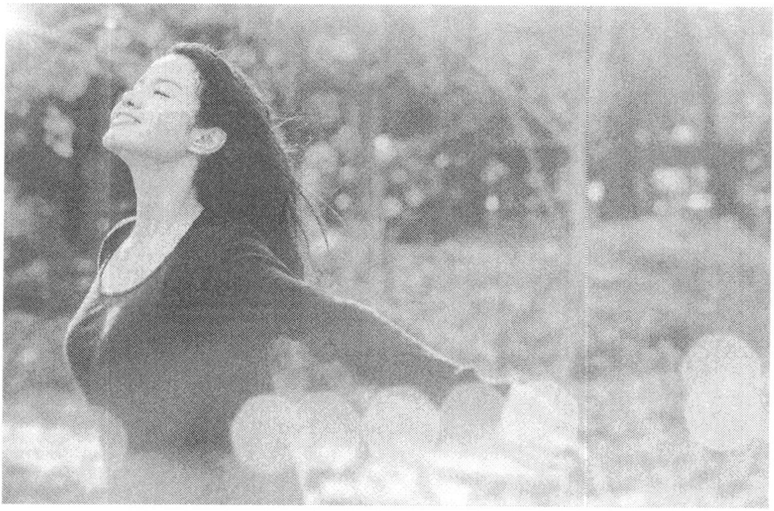

« Connais l'adversaire, et surtout connais-toi toi-même, et tu seras invincible ». Sun Tzu

Avant d'apporter une solution à votre stress, il est bon de savoir pourquoi, vous vivez cette situation de souffrance.

Apprendre à se connaitre soi-même, est une expérience réellement enrichissante. Vous deviendrez indépendant, ferez les choses pour vous-même, enfin ! C'est une émotion difficilement exprimable par les mots, mais lorsque vous ne savez pas qui vous êtes, il est difficile de l'ignorer. Se trouver n'est pas facile, mais cela en vaut la peine, car à ce moment-là, plus rien ne pourra vous atteindre.

Réveillez votre conscience

1 – Établissez une chronologie de votre propre vie

Écrivez tous les objectifs importants que vous pensez avoir atteints, ou voulez atteindre. Puis, ajoutez les évènements passés de votre vie, qui vous ont marqué, et affecté. Lorsque nous sommes confrontés à des problèmes et des mésaventures, cela façonne notre système de croyances, et nous fait réfléchir de façon différente. En fait, ces évènements nous font tels que nous sommes. Tout ce que vous listerez sera vous, et non un simple reflet de la société.

Il ne s'agit pas de se complaire avec soi-même. Il s'agit de clarifier, et d'identifier les problèmes. Ces problèmes pourraient vous empêcher d'atteindre votre potentiel, et de laisser éclater votre véritable personnalité.

Prenez le temps d'écrire clairement les évènements du passé, qui ressortent dans votre chronologie.

Une chronologie, est une méthode incroyablement objective, pour déterminer les évènements que vous considérez comme importants dans votre vie.

Vous pouvez les considérer comme des blocs de formation et expériences changeantes, sans les imprégner de trop d'émotion (comme vous le feriez en notant ces évènements dans un journal). Restez simple, vrai, et centré sur l'effet, ou la leçon apprise de chaque incident passé.

Lorsque vous analysez des expériences négatives passées, regardez le message positif que vous en avez appris, et ne vous attardez pas sur les erreurs, ou le côté négatif. Après tout, vous en avez probablement retenu quelque chose.

Tout le monde traverse de mauvais moments au cours de sa vie, mais prétendre que ces moments sont pires qu'ils ne le sont, ou complètement inexistants, est sans intérêt. Plutôt, reconnaissez que sans ces expériences passées, vous n'en seriez pas là aujourd'hui.

2 - Distinguez vos pensées de celles des autres.

Pour la plupart des gens, (c'est plus courant que vous ne le supposez probablement), il est facile de traverser la vie en mode autopilote, la réalité nous étant presque téléguidée. « Va à l'école, trouve un emploi, marie-toi, pense comme cela, fais comme ceci, etc., et ta vie sera parfaite ». Cela a certainement des avantages, mais ne laisse pas beaucoup de place à une démarche personnelle.

Asseyez-vous seul, puis à la fin de la chronologie, ajoutez quelques-unes de vos croyances qui ne soient pas basées sur la logique, mais sur votre ressenti.

La société a une tendance certaine à pointer du doigt les marginaux, à condamner les losers, à idolâtrer le beau, aliéner l'étranger. Mais voici un fait : ces jugements ne sont pas basés sur la réalité.

Que ressentez-vous pour le monde qui vous entoure ? Songez à ce que vous jugez être bon ou mauvais, et non à ce que quelqu'un d'autre vous a dit.

Soyez libre de penser comme bon vous semble. Vous reconnaissez-vous réellement dans les affiliations religieuses et politiques de vos parents ?

Votre carrière est-elle réellement ce qui vous importe le plus ? Les lunettes noires et épaisses, vous donnent-elles vraiment l'impression d'être cool ? Si la réponse est non, très bien ! Il n'y a absolument rien de mal à ne pas vous conformer aux normes préexistantes.

Tout ce que vous avez à faire, est d'effacer ce que vous avez appris, puis de tout réapprendre.

Mais cette fois, faites votre apprentissage, en vous basant sur votre instinct !

<u>3 - Commencez à compter sur vous-même.</u>

La confiance en soi et l'indépendance, sont au cœur de la recherche du Moi. Sans une estime de vous suffisamment forte, vous écouterez sans cesse ce que disent les autres, et serez limité(e) par ce qu'ils pensent être bien, mal, ou plus ou moins approprié.

Apprenez à croire en vous, et à faire confiance à vos sentiments. Puis, déterminez une structure sur laquelle baser votre nouvelle appréciation de vous-même.

Si vous avez été harcelé dans le passé, faites face à ces

problèmes. Ils ne disparaitront pas d'eux-mêmes. Cette situation révolue, continue peut-être d'influencer votre approche de la vie, vous incitant à penser que vous devez vivre en fonction de ce que les autres attendent de vous.

Commencez à avoir confiance en votre propre jugement, et à votre manière de prendre des décisions. Bien sûr, vous allez faire des erreurs parfois, mais tout le monde en fait. C'est par les erreurs que vous grandirez, apprendrez, et finirez par vous trouver.

Commencez à prendre des responsabilités pour le budget, les affaires ménagères, et la planification du futur.

Les gens qui ont du mal à savoir qui ils sont, ont tendance à négliger les détails de la vie, de façon désinvolte, en pensant que les choses se règleront d'elles-mêmes.

Prendre des responsabilités vous éloigne du précipice, vous permet d'être indépendant, de compter sur vous-même, en n'étant plus balloté par les vagues du destin.

4 - Préparez-vous à recommencer de zéro.

Développez votre propre code moral, et appliquez-vous à le respecter.

Éliminez les étaux de votre vie (il s'agit de toutes les actions ou habitudes, qui entravent votre personnalité véritable, et vous permettent d'échapper aux questions difficiles). Ces étaux sont distrayants peut-être, mais souvent nocifs.

- Arrêtez de fumer, de manger trop, ou d'abuser de l'alcool. Ces quelques exemples de mauvaises habitudes, vous empêchent de fonctionner au mieux.

Analysez ces manies, comprenez pourquoi vous les utilisez comme béquilles, au lieu de trouver de meilleurs moyens de vous satisfaire.

- Cette étape pourrait être une véritable rééducation pour certains. Mais considérer que ces habitudes sont trop difficiles à gérer, ne les fera pas disparaitre. Souvenez-vous que vous ne pourrez pas faire avancer votre vie, si vous regardez constamment dans le rétroviseur.

5 - Organisez votre monde.

Mettre de l'ordre dans tous les autres domaines de votre vie, pourrait faciliter ce processus de recherche identitaire. Rangez votre chambre. Faites vos devoirs. Résolvez cette dispute avec votre ami. Vous désencombrerez ainsi votre univers, et aurez davantage de temps pour vous.

- Nous avons tous des excuses, pour ne pas évoluer dans le domaine idéal pour nous.
- Ce peut être l'argent, l'école, un emploi, une relation ou bien d'autres choses. Même si vous êtes terriblement occupé, prenez le temps de réfléchir, et de vous confronter à chaque problème. Si cela demeure une priorité n° 2, vous ne mettrez jamais d'ordre dans votre vie !

La confiance est la porte de votre Réveil.

Retrouver foi en vous-même vous semblera tenir du miracle, surtout que vous n'y croyiez plus...

Mais alors, cette croyance en soi, ne l'avez-vous jamais

ressentie?...

Interrogez-vous sincèrement.

Agir, faire, plutôt que rester bloqué dans de vieilles pratiques, permet toujours d'avancer, ne serait-ce qu'un peu !

Il faut bien débuter, et il est absolument certain qu'en agissant, on influe toujours sur les événements et le cours de sa vie. S'abstenir, c'est assurément demeurer bloqué !

Donc, je vous imagine sur cette page... et je vous sens dubitatif...

Tout cela est bien joli mais moi, j'ai peur !

Alors, comment avoir confiance malgré tout, lorsque l'on est angoissé, et que votre cerveau n'est qu'un point d'interrogation?

Lorsque simplement le mot lundi... vous donne mal au cœur !

<u>QUESTION</u> :

Avez-vous ressenti la peur ? Cette crainte collante qui ne vous lâche pas, est-elle récente ?

Je vous dirai quelle importance ? Car ce qui suit va vous aider complètement, dans tous les cas.

Instruction n°4 : Apprivoiser vos peurs

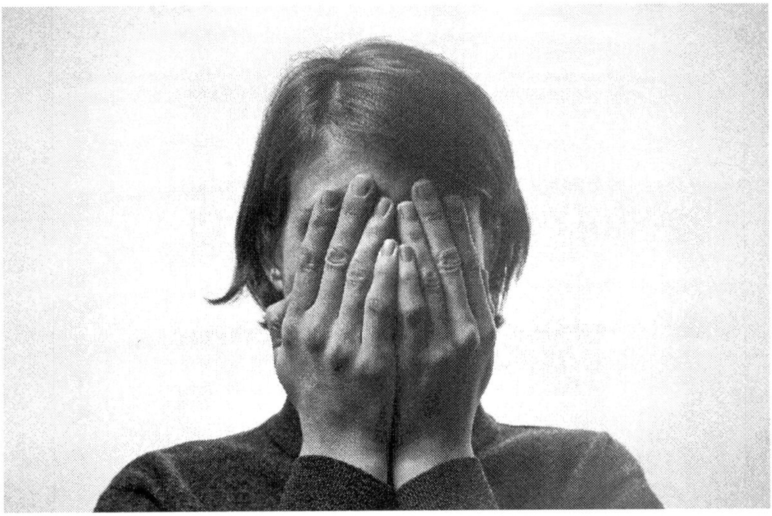

« Si la peur frappe à ta porte et que tu as le courage de l'ouvrir, tu t'apercevras que derrière il n'y a personne. »

Lorsque l'on doit affronter des angoisses, des phobies, de l'anxiété, quelles que soient les peurs, elles peuvent être surmontées et vaincues.

Derrière chaque peur, se cache une aspiration, un désir presque inconscient...

Par exemple, être obsédé par la mort, ou penser souvent, comment et quand, on va quitter cette terre, dévoile un immense désir de vie !

Il est important d'apprendre à connaître le pourquoi de vos terreurs, et les identifier de manière précise, permettra de trouver des solutions.

J'ai moi-même eu recours avec bonheur à la sophrologie analytique, quand j'ai soigné mes parents pendant 2 ans. Je m'étais arrêtée de travailler pendant tout ce temps, pour me consacrer à eux exclusivement. Je les aimais tellement, et je n'avais jamais été confrontée à la mort directement... Je me devais d'être à la hauteur pour les soigner, en leur donnant un temps de qualité.

Mais comment faire cela sereinement, alors que la seule évocation de leurs corps inertes, m'imprégnait d'angoisse et de tristesse ?

Ainsi, pendant les 24 mois où je me suis consacrée à eux, j'ai pris le temps « d'entrer en sophrologie », comme guidée, car je pressentais que cela m'aiderait considérablement.

Oui, sincèrement, je peux affirmer que, ayant appris à gérer mes émotions et mes peurs, j'ai pu, malgré les jours difficiles d'accompagnement, garder un esprit serein et calme.

Le dernier chemin de mes adorables parents, reste en moi comme une empreinte positive... C'est fou, non ?

J'avais le sentiment de rendre de manière naturelle et tendre, tout ce qu'ils m'avaient donné avec tant d'amour.

Grâce à la sophrologie, j'ai mené au mieux ce dernier devoir. Il n'y avait plus cette horrible peur m'empêchant d'agir, juste nos vies juxtaposées, comme dans mon enfance... mais là, les rôles étaient inversés, c'est moi qui prenais soin d'eux affectueusement.

Malgré ces conditions habituellement douloureuses et difficiles, j'ai en dépit de tout, de merveilleux souvenirs de ce « voyage ».

Bien sûr, après leur départ (à 2 mois d'intervalle), je me suis sentie vide, épuisée, mais apaisée, et je peux le dire, heureuse d'avoir pu agir sans peur, guidant sur leur dernier chemin, mes parents si merveilleux.

Pardonnez cet épanchement, mais il me semble être un bon exemple.

Déterminer ses émotions, permet d'en prendre conscience.

C'est le premier pas indispensable vers la guérison.

Je vous suggère de ne pas balayer vos craintes, et de les apprivoiser ; tout simplement en essayant de deviner pourquoi elles existent, et comment vous en êtes arrivé là.

Des blessures anciennes, ou des situations vécues à l'enfance, peuvent vous amener à douter de tout, entrainant un manque d'amour pour vous-même. Vous pourriez éprouver de la culpabilité, inquiétude, ou perte de confiance...

Souvent les gens cachent leur ressenti, et peuvent se murer dans le silence, alors que parler pourrait les libérer !

J'ai connu de nombreuses personnes qui se privaient d'agir, par peur de décevoir, et je vais vous en donner un exemple précis :

Une jeune fille de ma famille, Laurence, très bonne élève, avait un père brillant, charismatique et exigeant ; elle voulait toujours « y arriver », pour le rendre fier d'elle, et de ce fait, fut bachelière à 16 ans... Très douée pour le dessin et la peinture, elle souhaitait entrer dans un atelier ou une école d'art, et faire carrière dans ce domaine. L'autorité paternelle à laquelle elle se plia, fit qu'elle se retrouva à présenter un CAPES d'histoire/géo, qu'elle obtint aisément. Un travail acharné lui permit de présenter aussi la même semaine, l'agrégation !

Elle décrocha l'écrit d'agrégation sans préparation, mais rata l'oral de 2 petits points... ce qui amena immédiatement la déception de son père. Bien sûr, il la pressa vivement de se représenter, mais LA PEUR DE DÉCEVOIR la fit renoncer définitivement !

Très bon professeur pendant plus de vingt ans, Laurence est maintenant lassée par ce métier difficile, où faire de la discipline prend plus de temps que transmettre un savoir. Avec la maturité, et un cheminement spirituel, elle a appris à ne plus vivre par procuration. Savoir qu'elle peut exister indépendamment du regard d'autrui, fait d'elle une autre personne. Laurence construit sa vie pour elle, sans trop se soucier de l'avis des autres. Elle donne une autre orientation à sa vie professionnelle, et prépare son premier vernissage, car ses peintures plaisent énormément.

La peur paralyse le développement et l'action,
et fuir ne vous aidera pas.

Nos peurs peuvent paralyser nos actes, amenant des blocages, qui nous freinent dans la vie de tous les jours. Pour surmonter ses peurs, il est indispensable de pouvoir les identifier.

La graduation est longue, sur l'échelle des peurs.

Certaines craintes sont plus flagrantes que d'autres, qui conditionnent nos réflexes de manière inconsciente. Savoir comment discerner nos peurs, peut dévoiler certaines paralysies, permettant de supprimer les entraves, directement liées à nos terreurs.

Établir un inventaire pour analyser vos blocages

En pratiquant quelques exercices, vous avez la possibilité de nommer vos peurs. Scindez une feuille en deux parties. Dans la première, notez vos attentes et désirs. Puis dans la seconde, inscrivez ce qui vous freine. Il peut s'agir de croyances, de doutes. Grâce à cette technique, vous pouvez démasquer, et identifier vos peurs, tout en analysant vos objectifs. Ces peurs résultent généralement de fausses certitudes, ou convictions négatives.

Par exemple : « Je souhaiterais vraiment mincir, mais j'ai peur d'un régime à vie » peut être considéré comme une fausse croyance.

Ainsi, rétablissez la vérité avec une énonciation positive. Par exemple : « En faisant du sport 3 fois par semaine, je peux conserver une ligne impeccable ».

Si en reformulant positivement, vous vous trouvez face à un

nouveau conflit, ou à une nouvelle croyance négative, vous souffrez peut-être de panique chronique liée à l'échec.

Dans ce cas, je conseille une consultation chez un thérapeute, puisque vos peurs induisent une réelle souffrance morale et des blocages, embarrassant votre vie quotidienne.

La sophrologie vous apprend à gérer et vaincre les peurs

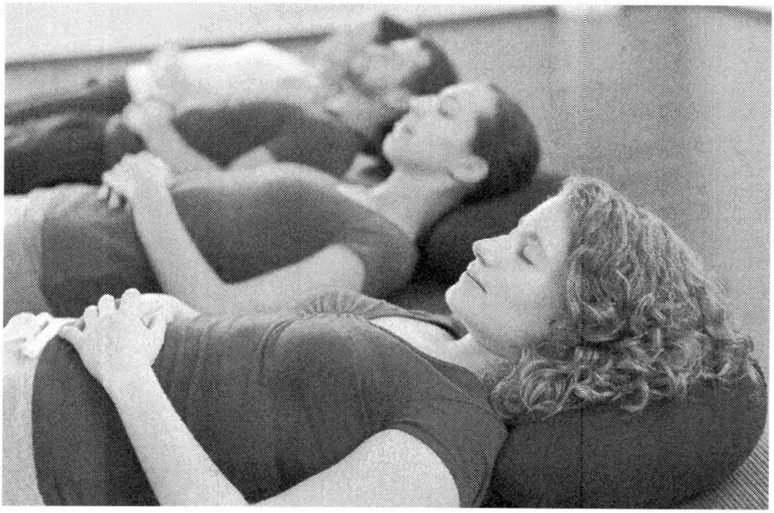

Si dans une situation, vous vous trouvez confronté à des blocages de quelque sorte que ce soit, professionnels ou affectifs, ces obstacles sont peut-être liés à des peurs refoulées réelles. Ces barrières sont de véritables verrous, vous empêchant d'avancer !

La sophrologie, en les débusquant, va vous permettre de trouver la clé, et d'avancer.

Elle est une thérapie douce, basée sur des techniques de respiration, mais aussi de visualisation.

La méditation de pleine conscience, a une réelle efficacité pour reconnaître et débusquer ces affres paralysantes. C'est une démarche indispensable, pour chasser craintes et angoisses, qui entravent la concrétisation de nos désirs.

La sophrologie est un suivi de courte durée, dont l'efficacité est souvent rapide.

Certains traitements peuvent être plus longs, comme ce fût le cas pour moi, car j'avais besoin d'approfondir, et d'ancrer ma guérison, dans une situation bien particulière, et inédite.

Ma terreur de voir partir mes parents était telle, que pratiquement, pendant 18 mois, je suis venue à ces séances pour reprendre souffle. Ce fut mon oxygène.

Malgré cette période infiniment difficile de ma vie, je sortais de chez ma sophrologue, légère comme une bulle de champagne ! C'était étonnant.

Assurément, la sophrologie est précieuse pour vaincre ses peurs.

Cette méthode apprend à entrer en vous, pour une meilleure perception de soi, grâce au dialogue avec le thérapeute.

Afin de bien distinguer ses peurs, il est absolument indispensable de bien se connaître, se percevoir...

Quels sont les bénéfices obtenus par la sophrologie ?

Et que peut-on en attendre ? Les méthodes, dont on dit souvent qu'elles sont originales, sont tout à fait appréciables au quotidien.

La sophrologie induit des effets sur les trois dimensions de l'être, y compris - et c'est remarquable - chez des personnes qui en bénéficient pour la première fois.

C'est en cela qu'elle est une thérapie à visée psychocorporelle.

- **Des résultats sur le plan physique**

Ce sont les premiers bienfaits généralement observés, en termes de détente physique, par relaxation musculaire.

Cette détente des muscles se transmet aux tendons, ligaments, et à l'ensemble du corps.

Il ne faudrait pas négliger cet aspect apaisant et calmant de la sophrologie (que certains jugent anodin), car il constitue un exigeant recours, de la part des utilisateurs.

En plus de l'apaisement, et de l'effet relaxant, on observera aussi une amélioration des tensions physiques : douleurs articulaires, maux de dos, de tête, crispation de la mâchoire, douleurs abdominales...

Bien sûr, la sophrologie ne remplace pas une consultation chez le médecin. Il est opportun, suivant vos ressentis, de demander l'avis d'un spécialiste, que vous choisirez selon vos convictions, en allopathie, homéopathie, ou médecine holistique.

- **La sophrologie et ses retombées sur le plan mental**

Des exercices de sophrologie répétés régulent le système nerveux, et retentissent sur le flot des pensées, qu'il devient possible de contenir. Il sera plus facile alors, de maîtriser et supprimer, cette propension à anticiper ou ressasser du négatif!

Les sujets au cerveau bouillonnant, pourront ainsi vivre plus facilement des moments de pause, favorables à leur équilibre mental et physique.

Cette nouvelle aptitude améliore notablement la qualité du sommeil, et vous savez combien c'est capital.

Une bonne clarté cérébrale, se répercute de manière bénéfique sur les fonctions cognitives : vigilance, attention, ,concentration, mémorisation, analyse, synthèse, imagination, créativité...

- **Les effets de la sophrologie sur le comportement et les émotions**

La sophrologie permet de s'écouter, d'entrer en soi, et de prendre conscience.

On peut parler d'une « école des émotions », permettant d'analyser dans la bienveillance, et la connaissance du moi.

Mieux traduites et comprises, les émotions sont gérées plus sereinement.

Cette approche tranquille, impacte le comportement de la personne, dans la relation à son environnement et aux autres. Plus sereine, plus équilibrée, et plus confiante, elle reprend goût à la vie.

La régularité des exercices augmente les effets bénéfiques, et

les rend durables dans le temps.

Jusque dans vos cellules qui intègrent de nouveaux réflexes, corps, mental, et sphère émotionnelle « se souviennent », et vous transforment positivement.

Je conseille l'expérience de la sophrologie à chacun.

Elle peut être préventive, pour vous maintenir dans un bon équilibre. Qui n'est pas soumis au stress et aux contrariétés ? Et qui ne souhaite pas savoir les gérer ?

Les « transformations » sont nombreuses sur des sujets très nerveux et/ou anxieux, qui auront alors un abord plus équilibré et positif de leur existence.

Souvent associée à une psychothérapie, la sophrologie s'inscrit dans une approche parfaite de développement personnel et d'évolution de l'individu.

Pour aborder la métamorphose, se confronter à ses peurs, est une solution efficace. Comment, me direz-vous ?

Dès que vous avez « reconnu » votre peur, que vous avez mis un mot sur cette douleur, il sera plus facile d'y remédier.

Il existe des coachings, des thérapies du comportement très utiles pour apporter des réponses, bien sûr, mais en poursuivant votre lecture, vous allez découvrir de merveilleuses solutions.

Instruction n°5 : Renaissance

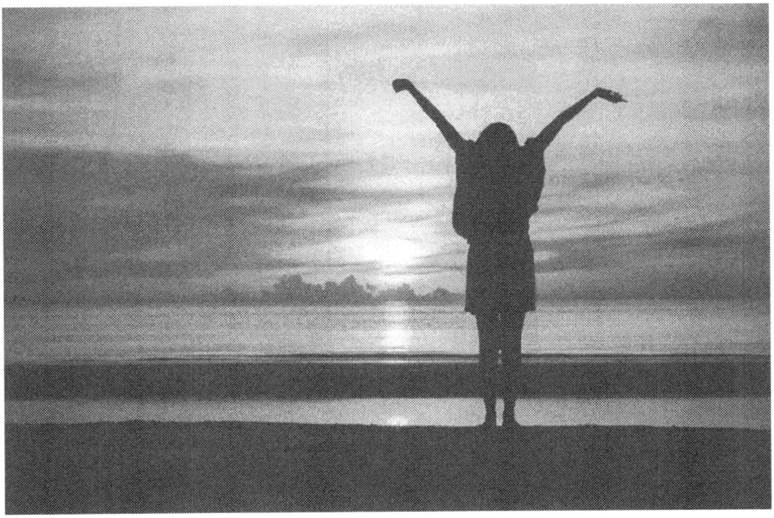

« Oui, respirer c'est vivre. Mais respirer lentement c'est vivre longtemps. Et en bonne santé. »

Respirez !

Vous n'avez pas besoin de mourir pour renaître. Pour rebondir, retrouver la santé, il importe donc avant tout, de diminuer progressivement le stress.

Notre cerveau a une influence immédiate sur notre cœur, résultat : il bat de plus en plus vite, sous le coup de nos émotions (panique, colère, grande joie...). Le rythme cardiaque s'accélère, et en cas d'énervement ou d'agitation, le rythme cardiaque devient irrégulier.

La cohérence cardiaque

La pratique de la « cohérence cardiaque », grâce au contrôle des battements du cœur, agit sur le cerveau.

Le dessin ci-dessous illustre parfaitement le résultat obtenu avec la respiration guidée :

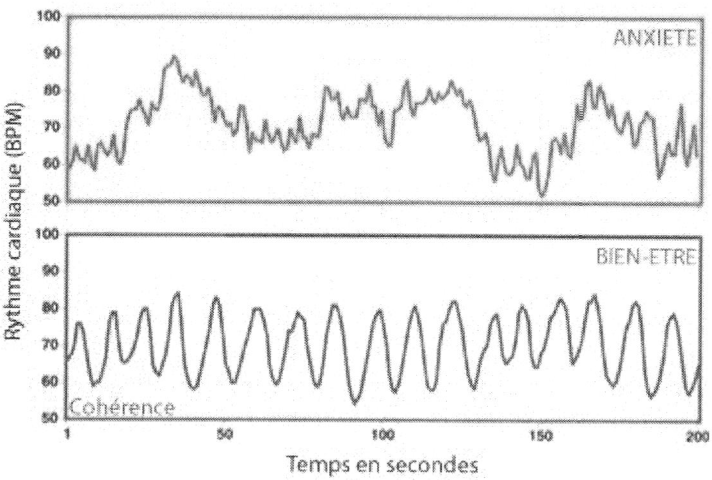

Voyez en haut, le rythme cardiaque normal, et dessous, les

battements de cœur, pendant la pratique de cohérence cardiaque.

En agissant sur la respiration, la fréquence cardiaque s'améliore, et s'aligne sur un rythme paisible.

Une chose aussi simple à faire chaque jour, **améliore grandement votre santé.**

3 fois par jour, chez vous ou ailleurs, durant seulement 5min, faites posément des respirations complètes : une inspiration profonde de 5 secondes, suivie d'une expiration totale de 5 secondes.

Lors de nos moments de joie, ou au souvenir d'événements heureux, notre cœur fonctionne avec le cerveau en parfaite cohérence. À l'inverse, quand le négatif nous envahit, ou qu'une émotion forte nous perturbe, notre cœur bat la chamade ; à cet instant, il n'est plus du tout en accord avec le cerveau. Si l'on pratiquait un examen, les capteurs afficheraient des courbes très irrégulières, un désordre total !

Pourtant, l'harmonie respiratoire et donc cardiaque, permet l'équilibre de nos fonctions vitales.

Pendant votre exercice et après, vous allez ressentir très vite, une perception de lâcher-prise, de soulagement.

Cette sensation générale de calme, dure entre quatre et six heures. Voilà pourquoi, en période de stress, il est nécessaire de répéter votre pratique de cohérence cardiaque, trois fois par jour.

Les premiers temps, il vous faudra compter mentalement les cinq secondes sur l'inspir, et ensuite les cinq secondes sur l'expir, mais très vite, ça deviendra un réflexe.

Toutefois, si vous le souhaitez, consultez les fichiers audio et vidéo sur le net, pour une parfaite guidance, afin de parvenir à la bonne vitesse.

Les bénéfices de la cohérence cardiaque

Et maintenant, laissez-moi vous énumérer tous les avantages dont votre corps va bénéficier :

- Impression immédiate de calme.
- Diminution de l'anxiété.
- Baisse de la tension artérielle, pour les hypertendus.
- Diminution de la douleur.
- Diminution des troubles du sommeil.
- Diminution du risque cardiovasculaire.
- Amélioration des systèmes respiratoire, immunitaire, digestif, et cardiaque.
- Augmentation très importante du taux de la DHEA (hormone de jeunesse), qui aide à freiner le vieillissement.
- Réduction du tour de taille, et perte de poids chez les obèses.
- Meilleure régulation du taux de sucre.
- Amélioration de la maladie asthmatique.
- Meilleure récupération à l'effort, notamment pour les sportifs.
- Réduction du stress.
- Augmentation des ondes Alpha (ondes de calme)

La liste pourrait encore s'allonger, mais je vais m'arrêter là, et vous dire exactement comment vous y prendre pour éloigner, et voir disparaître votre mal-être.

Pratique de l'exercice

Installez-vous pour bien RESPIRER ...

Choisissez un endroit calme, où vous ne serez pas dérangé.

Assis le dos bien droit, ou couché sur le dos, relâchez les épaules. Axez-vous sur une RESPIRATION ABDOMINALE. C'est essentiel !

Votre ventre se gonfle à l'inspiration (nez, 5 secondes), et se creuse à l'expiration (bouche, 5 secondes).

Soyez attentif à votre respiration, au bruit du souffle, et visualisez le parcours de l'air qui vous fait du bien.

Agissez ainsi pendant cinq minutes, et laissez le bien-être vous envahir...

3 fois 5 minutes dans une journée, c'est peu... et beaucoup, car au début, vous pourrez trouver cela fastidieux.

Pourtant, au vu des énormes avantages que votre corps physique, et votre mental, vont en retirer, je vous demande de vous appliquer !

Vous constaterez très vite, que plus vous respirez en cohérence, mieux vous êtes, alors vous n'aurez plus d'efforts à fournir. Assez vite, le réflexe se fera, que vous soyez à la maison, en voiture, au bureau, ou dans les transports en commun.

Il existe une application iPhone : « Respirelax », qui vous aidera à visualiser votre respiration.

Ce que disent les scientifiques

Depuis plus de quarante ans, des recherches intensives ont été menées. Qu'en est-il de l'activité cardiaque, sur la fonction cérébrale ?

Les études ont porté principalement sur les réactions de l'activité cardiaque, sur un temps très court. Les scientifiques de l'Institut HeartMath, ont étendu leurs investigations, en observant de quelle manière l'activité cardiaque affecte le fonctionnement du cerveau.

Une démonstration a été faite : comment différents modes de l'activité cardiaque (accompagnant divers états émotionnels), ont des effets spécifiques sur la fonction cognitive et émotionnelle. Lors d'un stress, ou sous l'effet d'émotions désagréables, le rythme cardiaque montre une courbe désordonnée et irrégulière.

Les signaux neuronaux du cœur qui vont vers le cerveau, affectent les fonctions cognitives supérieures. Cela restreint notre faculté de penser clairement, se souvenir, s'instruire, réfléchir, et prendre des décisions efficaces.

Ceci explique pourquoi nous pouvons être impulsifs et imprudents, lorsque nous sommes sous pression, ou angoissés.

Lors d'émotions stressantes ou négatives, le cœur s'emballe, influençant le processus d'apprentissage du cerveau.

À l'opposé, lorsque vous êtes apaisé, calme, le graphe du rythme cardiaque, est plus ordonné et stable.

C'est là, l'inverse positif : les fonctions cognitives sont optimisées, et renforcent des sentiments agréables, et une stabilité émotionnelle.

Ainsi, apprendre à gérer une meilleure cohérence cardiaque, en privilégiant des émotions plaisantes ou positives, a non seulement des avantages sur l'ensemble du corps, mais influe aussi profondément, sur la manière de percevoir, penser, sentir, et agir.

L'Institut de recherche HeartMath, a démontré aussi que, maintenir des émotions agréables durant quelques minutes, facilite le passage du corps entier dans un état de bien-être, et que ce fait est scientifiquement mesurable.

« Cela s'appelle la cohérence psychophysiologique, car elle est caractérisée par un niveau d'harmonie élevé, dans les processus psychologique (mentaux et émotionnels) et physiologique (corporels). »

La Cohérence psychophysiologique, est l'état de fonctionnement optimal.

La recherche montre que, lorsque nous pratiquons, nos systèmes physiologiques travaillent beaucoup mieux, nous éprouvons une plus grande stabilité émotionnelle, et faisons la merveilleuse expérience de la clarté mentale.

Ainsi, plus généralement, les fonctions cognitives sont optimisées.

Les bienfaits de la respiration en cohérence cardiaque, sont incontestables.

Mais pour soulager les douleurs, il y a une technique associée, très intéressante et efficace.

Toujours issue de la recherche, pour améliorer la condition de ceux qui souffrent, cette technique de respiration est simple.

Vous inspirez sur 6 secondes, et retenez votre respiration sur 6 secondes, avant de souffler sur 6 secondes, et de retenir sur 6 secondes, avant l'inspiration suivante... et vous poursuivez durant 5 minutes. À renouveler trois fois par jour.

Agissant ainsi, notre corps et notre cerveau fonctionnent mieux, notre attention focalise moins sur la douleur, et le soulagement intervient.

« Le secret de la longévité, c'est de continuer à respirer. »
- Bruce Lansky

Instruction n°6 : Reharmonisation

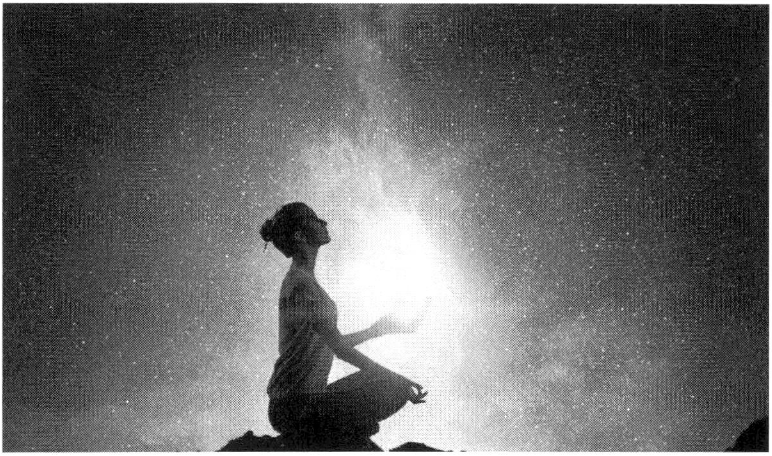

« C'est la nature qui guérit les malades. » - Hippocrate, médecin grec

Choisissez votre vibration

Commence ici, une histoire qui me tient très à cœur, car le sujet dont je vais vous parler, a une place prépondérante dans ma vie... Je reçois chaque jour des clientes pour des protocoles bien-être et énergie, et jusque dans mes soins esthétiques, j'utilise l'harmonie des fleurs...

La nature nous soigne prodigieusement ; ainsi, c'est dans les fleurs, plantes, arbres et autres végétaux, que sont contenues les vibrations les plus pures.

Lorsque le champ énergétique de l'être humain rencontre ces vibrations, se produit alors une harmonisation magnifique.

Les émotions s'apaisent, créant un climat propice au rétablissement d'une bonne santé.

L'histoire du Dr Bach

Je ne peux continuer, sans rendre hommage au Dr Edward Bach, qui a découvert dans les années 1930, les propriétés curatives des fleurs.

Réformé pour cause de santé pendant la guerre 14/18, il s'occupe toutefois de plus de 400 lits militaires, et bien que souffrant, se lance dans la recherche. Mais sa maladie le poursuit, et suite à une hémorragie, il tombe dans le coma. Il parvient à en sortir. Puis, survient un cancer dont on l'opère, mais d'après les médecins, il ne lui reste que trois mois à vivre. Moment terrible... sa recherche à peine commencée, le voilà condamné ! Peu de temps donc, dit le corps médical...

Décidé à avancer malgré tout dans son travail passionnant, il défie le temps, et l'emploie exclusivement à sa recherche en laboratoire. Les jours, les semaines défilent, et les 3 mois fatidiques sont passés ! Edward Bach est non seulement en vie, mais sa santé n'a jamais été aussi bonne ! Et bien sûr, il se demande pourquoi !

Il arrive alors à penser à tout ce qui l'a motivé : un grand amour, sa passion pour la recherche, un goût immodéré de la vie... et voilà ce merveilleux rétablissement !...

Ainsi, en traitant ses patients sur le plan physique, le docteur prend conscience de **l'importance des émotions dans l'origine des maladies**. Il considère qu'un retour à la santé, passe obligatoirement par un retour à l'équilibre physique, émotionnel, et spirituel.

En 1919, Edward Bach obtient le poste de bactériologiste à l'hôpital Homéopathique de Londres. Littéralement captivé par cette méthode de soin, il vise pourtant un autre moyen de guérison... Il adapte sa méthode pour une plus grande efficacité, et pour que le remède choisi agisse à un autre niveau : celui de nos émotions !

Car cet homme sensible pense **qu'un symptôme physique ne peut disparaître, si l'on ne supprime pas avant tout le déséquilibre émotionnel.**

Donc, « ce que nous nommons maladie, est le résultat final de forces profondes, agissant à long terme ».

Ainsi, Bach comprend que pour remédier à toutes les souffrances, il faut d'abord discerner la cause mentale, le trouble, l'état négatif de la personne.

E. Bach ne s'attarde pas sur le symptôme, mais soigne ainsi le malade dans sa globalité. Nous voilà au cœur de sa recherche : **des remèdes naturels, et vibratoires.**

Lors de ses promenades dans la campagne anglaise, Bach fait provision de fleurs, selon la méthode du célèbre Paracelse.

Ce dernier pensait, que la particularité d'une plante, correspond à l'organe auquel elle ressemble. Par exemple la pulmonaire avec ses feuilles tâchées, s'apparente aux poumons et leurs alvéoles... D'ailleurs, cette plante traite les problèmes respiratoires !

Si cela semble primaire à première vue, il a été prouvé scientifiquement, que de très nombreuses propriétés médicinales des plantes, correspondaient vraiment par leur empreinte similaire, à la partie du corps, ou maladie.

Reprenant sa liberté, Bach abandonne sa carrière, et se consacre à l'élaboration de ses élixirs floraux.

Le plus simplement du monde, le docteur choisit et cueille ses plantes, lors de leur floraison maximale ; puis il les fait macérer dans de l'eau, au soleil. Pour la conservation, il ajoute de l'alcool.

Des remèdes naturels

Les années suivantes, Bach sélectionne 12 fleurs, et les baptise les **douze guérisseurs** :

1. Agrimony
2. Centaury
3. Cerato
4. Chicory
5. Clematis
6. Gentian
7. Rock rose
8. Impatiens
9. Mimulus

10. Scleranthus
11. Vervain
12. Water Violet

Plus tard, il ajoutera d'autres fleurs et bourgeons, et créera « Rescue », destiné aux situations d'urgence.

À ceux qui sourient à l'évocation de cette « médecine », je précise que le Dr Bach n'était pas un utopiste songeur, mais un savant chercheur, reconnu par la haute confrérie scientifique. Vous pouvez toujours consulter ses deux précieux ouvrages :

« Guéris-toi toi-même » et « Les Douze Guérisseurs et autres méthodes ».

Je vous recommande, pour vous soigner, les molécules naturelles, car le corps humain n'a pas vocation à recevoir des molécules de synthèse. Les médicaments classiques chimiques soulagent, mais **les principes actifs déposés dans le corps ne sont pas toujours éliminés**. Ainsi pourront-ils se balader, et occasionner des effets secondaires, ou d'autres maladies, que l'on va tenter de « traiter » avec d'autres éléments chimiques.

La maladie provient d'un déséquilibre

Edward Bach estimait que la maladie provenait d'un déséquilibre, et que pour recouvrer la santé, il fallait remédier à une charge émotionnelle trop forte.

Ces molécules chimiques qui ne s'évacuent pas, bloquent le foie, tandis que les plantes évacuées le libèrent.

Tout comme pour l'homéopathie, la plante laisse seulement un message, et rétablit une harmonie.

Lorsque vous absorbez votre élixir floral, il y a interférence entre votre champ énergétique, et la vibration de la plante.

Rapidement, une harmonisation se crée, et installe une sensation de paix et de bien-être.

Bien sûr, chaque fleur a sa vibration particulière, correspondant à une énergie de guérison précise !

Il est facile d'utiliser les remèdes naturels du Dr Bach, même si vous suivez une autre thérapie. **Ils ne sont pas des médicaments, et vous aident naturellement, sans danger.** Ils n'ont pas d'effets secondaires, et sont permis aux femmes enceintes, bébés, et personnes âgées.

J'ai eu une immense admiration pour le Dr Bach, et son histoire m'a beaucoup touchée. J'aurais plaisir à relater le chemin de sa trop courte existence, mais Edward Bach n'est pas le sujet de ce livre.

Sachez toutefois, qu'il passa sa vie à chercher, écouter, comprendre, et que pour lui, le rôle du thérapeute, s'accompagnait d'un accompagnement spirituel.

Cette belle âme ferait fureur de nos jours...

Edward Bach quitta ce monde paisiblement, dans son sommeil, à l'âge de 50 ans, nous laissant cet héritage fabuleux, simple et accessible à tous.

Les fleurs de Bach

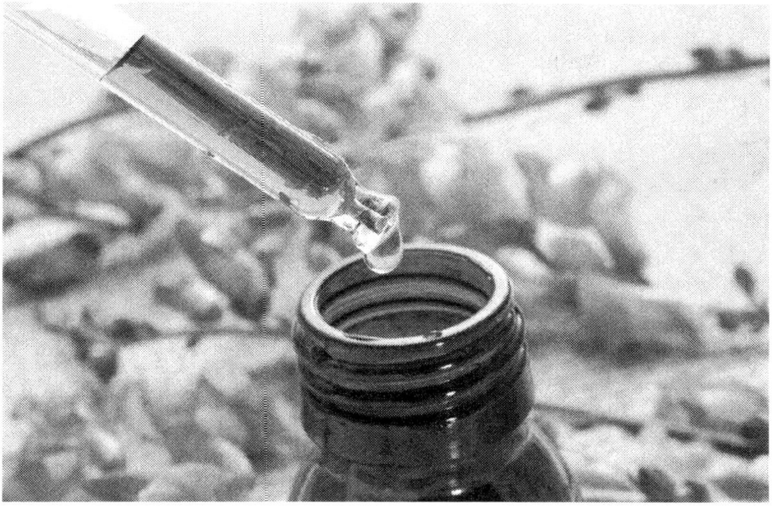

« La maladie n'est pas due à des causes physiques, mais à des états émotionnels perturbants. » - Dr. Edward Bach

Pendant 40 ans, il n'y a pas eu d'autres élixirs, mais dès les années 70, avec les changements de société, nos soucis du 21 siècle créant des pathologies différentes, de nouveaux producteurs ont élaboré une suite au travail du Dr Bach.

En s'inspirant de sa méthode, ils ont fait naître d'autres élixirs floraux, pour compléter **« les fleurs de Bach ».**

Je reviens quelques instants sur l'un des choix de Maria, pour sortir de son épuisement.

Lorsqu'elle venait me consulter pour recevoir un soin énergétique, j'ajoutais toujours un élixir approprié dans mes crèmes de massage, pour l'apaiser. Plus tard, je lui ai conseillé un mélange de 4 élixirs, à prendre 3 fois par jour, pour agir vraiment sur son ressenti :

- Peur
- Perte d'estime de soi
- Désespoir
- Fatigue

J'ai associé :

- Gorse
- Aspen
- Willow
- Gentian

Maria que j'ai suivie régulièrement, a été conquise par les Fleurs de Bach. En fonction de son évolution, j'ai pu ajuster son traitement au fil des mois. De plus, elle a opté bien sûr, pour d'autres solutions traitées à l'intérieur de ce livre, en choisissant celles lui correspondant vraiment, et Maria aujourd'hui va très bien !

Mais je vous en reparlerai plus tard.

Car à cet instant, il s'agit de vous, et de votre envie de changement, d'ouverture sur une autre vie emplie de joie, libérée des craintes et angoisses...

Pour vous guider dans le choix de votre élixir, je vous conseille de taper sur votre moteur de recherche : *« Abécédaire des fleurs de Bach »*.

Vous verrez alors apparaître la description des fleurs, et des maux qu'elles soulagent.

Les 38 remèdes sont classés en 7 groupes de perturbations :

1. La peur
2. La solitude
3. L'indifférence pour le présent
4. Le découragement
5. L'incertitude
6. L'hypersensibilité
7. L'intérêt excessif pour autrui

Ces 7 groupes, ont leurs fleurs associées au trouble correspondant.

La vibration des fleurs de Bach

Cherchez la planche photo des 38 fleurs de Bach sur Internet, et observez.

Prenez le temps, au calme, d'examiner chaque fleur ; voyez et ressentez, admirez peut-être. Elles sont simples et touchantes. Vous constaterez que 2 ou 3 « vous parlent » plus que d'autres, vous avez envie de les effleurer, de les voir « en vrai ».

Et, voilà, c'est une manière de choisir sa ou ses fleurs... à la vibration qu'elles suscitent !

Soyez attentif à ce que vous vivez actuellement, et tentez de reconnaître l'émotion que vous éprouvez.

Lorsque vous aurez reconnu dans quelle « famille » se situe votre mal-être, il sera plus aisé de faire votre sélection, et de choisir votre, ou vos fleurs...

Si vous le souhaitez, cherchez aussi en pharmacie les élixirs floraux de Bach, avec des applications associées aux fleurs.

Votre pharmacien est là pour vous conseiller, mais fiez-vous à **votre instinct**.

Ne craignez pas de vous tromper, il n'y a aucun risque. Soit, vous avez très vite une amélioration, soit, au pire cela ne vous fait rien, et vous tentez une autre fleur. Mais il y a évidemment plusieurs fleurs POUR VOUS !

Le 39ème élixir

Maintenant applaudissements pour le 39ème élixir : **RESCUE** !

Cet élixir est une Star internationale, et je vous assure qu'il est connu dans le monde entier. Il est le seul mélange composé par le Dr Edward Bach, et seulement pour avoir conçu ce merveilleux petit flacon jaune, il mérite une statue !

5 élixirs composent ce fabuleux remède, que je recommande d'avoir toujours à portée de main.

Vous l'utiliserez lors de situations difficiles (perte d'emploi, décès d'un proche, rupture...) Si une situation à venir vous angoisse, comme un examen, un voyage en avion, une opération, n'hésitez pas à prendre RESCUE.

Ce remède n'est pas à consommer en continu, il est réservé aux urgences, aux bouleversements immédiats.

Comment prendre Rescue ?

Mettez 4 gouttes sous la langue, ou diluées dans un verre d'eau. Prenez Rescue jusqu'à vous sentir soulagé, à intervalles rapprochés, par exemple 5min, 10, puis 15, 30, puis d'heure en heure, pour arriver à vous sentir bien.

Les fleurs s'utilisent sur une courte période pour un mal-être passager (4 ou 5 jours), et environ un mois, pour un souci plus tenace.

Ce que vous pouvez faire

Pour ma part, j'utilise tous les jours les fleurs de Bach pour mes soins clientèle. Quelques gouttes sont posées sur les chakras, et zones douloureuses.

Il est possible d'en faire des compresses, et personnellement, je pose toujours un élixir sur ma table de nuit.

Il existe une version Rescue crème, que j'ajoute à mes sérums de massage, et les élixirs sont précieux, pour travailler au cas par cas, lors de mes soins énergie. Cette crème permet également un traitement externe (chocs, piqûres d'insectes).

Bénéficiez du RAYONNEMENT subtil !

Comment me direz-vous ? Tout simplement, en portant sur soi, son élixir ; souvent choisi dans la gamme « protection », il vous protègera tout au long du jour.

J'ai vu Maria porter avec bonheur un pendentif rempli d'élixir, à sa grande satisfaction ! Original et malin non ?

Il existe maintenant des élixirs sous forme de spray, que je conseille si vous êtes au bureau, en voiture, ou autre. Le spray, est tout indiqué pour harmoniser la pièce où vous êtes, ainsi vos corps éthériques percevront aussitôt la vibration florale.

Vous pouvez imiter Maria, qui rentrant le soir fatiguée, se fait couler un bain dans lequel elle dépose quelques gouttes de l'élixir du moment.... c'est magique et délicieux !

J'ai choisi dernièrement une eau de toilette raffinée, à base de fleurs de Bach. Elle est joyeuse, pimpante, et ses vibrations subtilement parfumées, me font glisser dans un cocon de bien-être...physique et mental !

Que vous dire de plus, pour vous encourager à utiliser ces merveilleux remèdes ? Qu'ils sont peu onéreux, naturels, et vous soulageront prodigieusement !

Instruction n°7 : Rajeunir

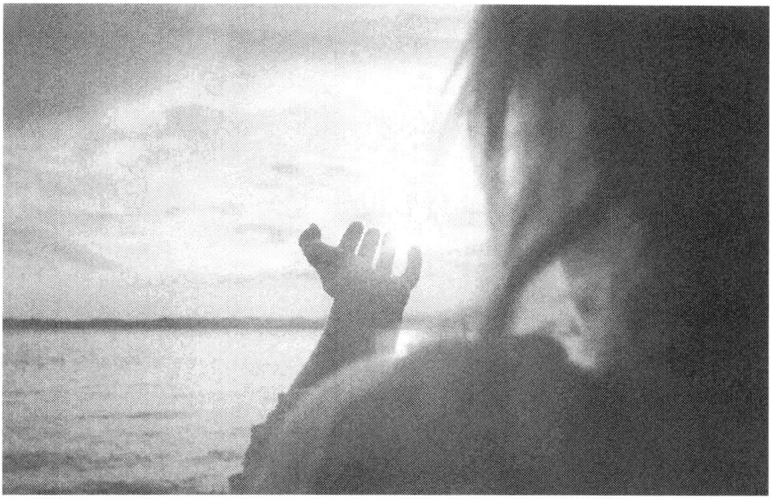

« Ne laissez pas le brouhaha extérieur étouffer votre voix intérieure. »
- Steve Jobs

Reprenez le contrôle

Il n'est pas rare, lorsque l'on est stressé, de laisser filer beaucoup de choses, jusqu'à négliger les règles élémentaires pour rester en santé. Voici pourquoi, je vais me concentrer sur l'essentiel !

Votre corps est votre bien le plus précieux, et il est actuellement mis à mal, puisque vous ressentez du stress, de la souffrance. La question qui vient est importante :

Comment le traitez-vous ?

Le considérez-vous ? Lui accordez-vous du temps ? Faites-vous tout ce qui est nécessaire pour l'entretenir, et le conserver en bon état ?

Je suppose que ceux qui sont tourmentés actuellement, ne concèdent pas, ou peu de temps à leur personne... Pourtant, il est primordial de changer, car vous allez imaginer toutes les solutions pour sauver votre santé. **Si vous méprisez votre corps, vous n'arriverez à rien !**

Je ne veux absolument pas mettre une pression supplémentaire sur votre condition morale présente, mais l'effort que je vous demande, va vous métamorphoser, et croyez-moi, je pèse mes mots.

Il y a deux pôles fondamentaux, qui sont les piliers de votre santé, souvent délaissés en situation de détresse :

1. **La nutrition**
2. **L'exercice physique**

Je vous sens bougonner, pensant que je vais vous imposer une discipline de fer.... Changer vos habitudes alimentaires, va toucher votre sensibilité profonde, car depuis votre naissance, la nourriture est associée aux émotions... mais rassurez-vous mes amis, rien de contraignant, juste de quoi vous souvenir que vous vivez dans une enveloppe terrestre, un corps précieux, et qu'il faut un minimum en prendre soin.

Cela commence par une bonne et saine alimentation. Loin de moi l'idée de faire un livre sur le sujet, il y en a de toutes sortes, et très bien élaborés. Non, je veux juste poser quelques règles, auxquelles vous ne dérogerez que rarement, si vous souhaitez vous rétablir.

Prenez soin de vous

Je suppose que beaucoup d'entre vous ont un véhicule ; il a coûté un certain prix, et vous effectuez régulièrement lavage, vidange, entretien moteur n'est-ce pas ?

De même que l'on ne mettrait pas n'importe quelle huile dans une Ferrari, vous ne mettrez pas n'importe quoi dans votre estomac ! Malheureusement, pour certains, c'est souvent le cas. Avec une mauvaise alimentation, votre corps souffre, et déclenche une succession de maux ... divers et variés.

De plus, la fatigue, le stress, poussent souvent au grignotage sucré, salé, et excès en tous genres ! Voici donc quelques bases simples, qui vont accélérer votre rétablissement :

« Un petit déjeuner de roi, un déjeuner de prince, un dîner de pauvre » !

Tâchez de prendre un vrai petit déjeuner !

Soit, pain complet/beurre, ou pain complet/2 œufs (poêle, coque, durs), ou pain/fromage ou poulet, ou jambon. Vous pouvez remplacer le pain par des galettes d'avoine, de quinoa, de lentilles, ou de sarrasin. Moi, j'adore des flocons d'avoine, ou du sarrasin mariés à des fruits, ainsi que des graines crues et broyées. Si vous êtes adeptes de la sacro-sainte confiture, n'en mettez pas une louche !

Bien sûr, thé, café, tisane, lait, lait d'amande, soja, coco, enfin ce qui vous fait plaisir. Certains opteront pour les céréales, mais par pitié, pas de produits de super marché. Préférez pour vos produits de base, des produits bios.

Si vous voulez un magnifique petit déjeuner original et sain, je vous conseille la crème Budwig, du docteur russe Catherine Kousmine (1904/1992)... Femme extraordinaire, merveilleuse novatrice en nutrition miracle ! Soyez curieux et regardez sur le net, c'est une vraie mine d'or pour conserver la forme !

Maria, qui était « pâte à tartiner », et lait le matin, a opté pour un breakfast : 2 œufs, pain/beurre, thé vert, et un fruit à 10 h. Moi, je trouve assez agréable de réserver le sucre, si vous en avez besoin, pour « le 4 heures ». Je suggère de bien manger le matin, si vous avez faim, ou si vous partez sur un café seulement, de faire une pause dans la matinée, avec amandes, noix de cajou, ou fruits.

Prenez ce qui vous fait plaisir, mais en règle générale, évitez les produits trop transformés, et réservez les viennoiseries, et autres « bonnes choses » pour le week-end...

Le midi, que vous soyez à la maison, ou au bureau, mangez sain, féculents, protéines, légumes.

Mais merci d'éviter absolument la barquette surgelée, réchauffée au micro-ondes !

Si vous prenez un sandwich, ou une salade, encore une fois choisissez la qualité. Il y a maintenant de nombreux endroits dédiés à la nourriture saine.

L'après-midi, faites-vous plaisir, avec un peu de chocolat noir, ou des fruits frais ou secs, ou pourquoi pas un gâteau de temps en temps.

Le soir, mangez plus léger, avec par exemple des légumes, du poisson. Pour ma part, je n'aime pas trop les féculents le soir, les fruits, le fromage, lourds à digérer.

Je tolère très bien le fromage le matin, moins à midi, et pas du tout le soir ! Ce qui ne m'empêche pas de craquer parfois sur une pizza tomates/mozzarella, que j'adore !

Finalement, je mange pratiquement de tout, suis très gourmande de chocolat, et je craque régulièrement avec mes amis, mais je reviens toujours à une alimentation équilibrée. Je reconnais toutefois, que la viande devient rare dans mon alimentation, et si je mange un peu de poulet, il sera fermier, et aura couru dans l'herbe...

Par goût, je privilégie les légumes, fruits, céréales, poissons, et évite autant que possible le trop sucré, raffiné, ... et plats surgelés ! Je dis bien plats, et non pas légumes surgelés qui peuvent dépanner bien sûr.

La chrono-nutrition

Vous lirez beaucoup de choses sur la nutrition, et vous choisirez la méthode la plus motivante pour vous.

Par exemple, je connais beaucoup de gens ayant adopté la chrono-nutrition, suivant les préceptes du Dr Alain Delabos.

Son livre très intéressant, permet de manger de tout en mincissant, et en gardant une alimentation variée et saine. Passionnant, et à découvrir.

Selon le Dr Delabos, la chrono-nutrition consiste à «manger de tous les aliments, mais aux moments de la journée où ils sont le plus utiles, afin de satisfaire chaque jour, les besoins en énergie de l'organisme, sans que les aliments et les graisses, ne soient pour autant stockés dans certaines parties du corps, créant ainsi des rondeurs malvenues.»

Adopter un mode alimentaire sain est une chance supplémentaire de forme et santé :

- Favorisez la qualité de ce que vous mettez dans votre assiette.
- Hydratez-vous régulièrement. (1,5 litre, à 2 ou 3 si vous faites du sport).
- Évitez de grignoter en dehors des repas.
- **Délaissez le sucre.**
- Prenez 150 à 200 gr de protéines par jour : viande, ou poisson, ou œufs, ou protéines végétales.
- Légumes et fruits frais tous les jours.
- Jus de légumes frais
- Conservez la notion plaisir de manger, en choisissant vos produits de base (huile, farine, pain, fruits secs, céréales...), de premier choix et bio.
- **Mangez « bas » dans l'échelle alimentaire** ; ce qui veut dire que je préfère me régaler de pommes vapeur, huile d'olive filet de poisson, plutôt que d'une plaque de moussaka surgelée !

Moins il y aura de transformation et d'additifs dans votre nourriture, mieux ce sera.

À ce propos, j'utilise souvent une petite application sur mon portable, nommée YUKA; en scannant le code barre des produits achetés, je sais aussitôt ce que contiennent mes aliments : excellent, bon, mauvais, médiocre, et je sais pourquoi.

Ajoutez le plus souvent possible dans vos plats des herbes aromatiques, et aussi ail, gingembre, curcuma, oignon, épices, toutes ces merveilles qui donnent du goût ... et que votre corps reçoit comme un cadeau.

Au besoin cultivez-les chez vous, c'est assez facile, et joli !

Consommez fruits et légumes au cœur de la saison de production. Manger des cerises à Noël est original, mais si vous habitez en France, elles viendront d'Australie...

Enfin, vous me comprenez n'est-ce pas ?

De nombreux producteurs responsables, fournissent de plus en plus de coopératives et boutiques, où l'on trouve des paniers de fruits et légumes. Profitons-en pleinement, et privilégions les circuits courts.

Si l'on se nourrit en conscience, en faisant preuve d'exigence, nous améliorons notre santé et ... celle de la planète.

Votre santé passe par l'équilibre et la qualité de ce que vous absorbez

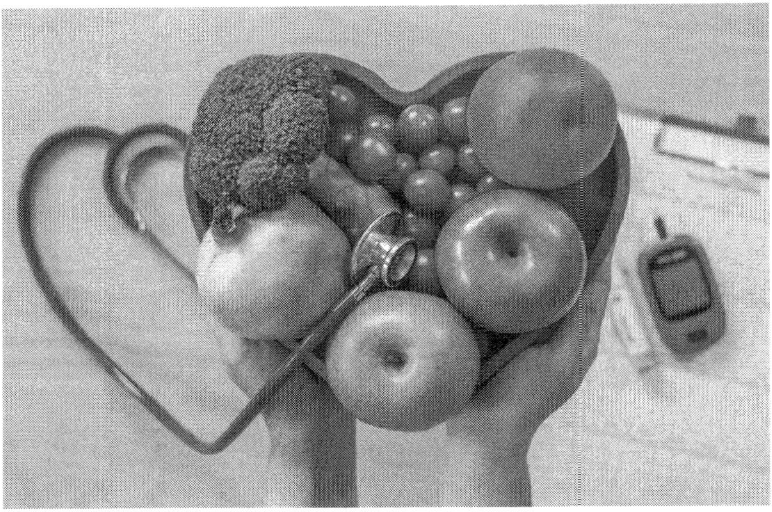

Je reviens vers Maria, qui a opté pour un changement alimentaire radical.

Lorsque je me suis occupé d'elle, j'ai compris très vite que la nourriture n'était pas sa priorité. La cuisine pour elle, consistait à manier l'ouvre-boite, ou à plonger le plus souvent possible dans son congélateur !

C'était facile, rapide, et semblait contenter mari et enfants.

Les rares fois où Maria cuisinait, elle cherchait les saveurs de son enfance alsacienne, avec des potées, choucroutes, pâtés, gratins, délicieux... mais riches ! Le temps lui manquant, elle achetait souvent en surgelé, de pâles imitations de cette superbe cuisine d'Alsace.

Malheureusement, ces plats tout prêts contiennent un maximum de sel, conservateurs, et sucres cachés.

Je dois dire à la décharge de Maria, que le rythme de vie soutenu qui était le sien, ne semblait pas lui permettre de gérer autrement ... Puis, une envie de mieux-être s'imposa à elle !

Son évolution vers une meilleure nutrition, commença par une réduction importante du sucre.

Je lui expliquai que, plus encore que le gras, le sucre est un danger réel pour la santé. Consommé souvent, il est générateur de maladies cardio-vasculaires, diabète, hypertension, obésité, cancers... et j'en passe !

Savez-vous que les personnes consommant de la « malbouffe », présentent plus de risques de souffrir de dépression ? (+51%) ...

Sans vouloir saper votre moral, je me dois de (re)dire, que votre santé passe par l'équilibre et la qualité de ce que vous absorbez. Ne craignez rien, vous pourrez toujours vous régaler d'un chocolat chaud, ou d'une pâtisserie, de temps en temps... vous apprécierez davantage.

Maria mis un frein à sa consommation de sucre, qu'elle consommait sous toutes ses formes, et à tout heure de la journée, pour « se donner de l'énergie »... Barres au chocolat, petits croissants au bureau, biscuits du 4 heures, pâte à tartiner du matin, coca pour le coup de fouet... tout a quasiment disparu!

Maria choisit les fruits, yaourts soja, amandes, noisettes, abricots secs, chocolat noir, céréales pour ses petits creux. Pour le petit déjeuner, elle se régale maintenant à l'anglaise, de deux œufs au plat, ou de fromage, avec toasts. À dix heures, un fruit lui fait plaisir, et les plats tout faits du midi ont disparu !

Maria prend le temps d'élaborer la veille un repas équilibré pour son déjeuner. Le goûter n'est pas oublié, et souvent composé de chocolat ou de fruits secs, ou pourquoi pas parfois, d'un gâteau ou calisson qu'elle adore !

Le soir, les légumes ont une belle place, mariés à une protéine légère, comme poisson, crevettes, tofu, ou autre...

Elle qui auparavant, ingurgitait ses aliments, prend maintenant le temps de savourer chaque bouchée lentement, appréciant les sensations, odeurs, goûts. Calme et mastication, ont fait disparaître ses maux d'estomac, et elle a minci sans s'en rendre compte !

Dernier secret nutrition de Maria : elle dîne tôt, et ne se couche pas sur la digestion...

Le régime méditerranéen

Je vais consacrer quelques lignes au régime que je préfère. Je suis née en Algérie, et dès l'âge de 16 ans, ma famille et moi sommes revenus en France, dans la région de ma grand-mère, la si jolie Provence... Que ce soit à Alger, ou à Aix en Provence, j'ai goûté très tôt cette cuisine savoureuse et colorée, toute en couleur et fraîcheur.

De nombreuses études scientifiques se rejoignent : ce que vous ingérez, joue un rôle prépondérant pour votre santé. De même que « équilibre nutritionnel= équilibre émotionnel » !

Une saine nutrition permet de réduire le stress, entre autres choses positives.

Ceux, par exemple qui ont adopté **le régime méditerranéen, développent moins de malaises liés à la dépression.**

Ce sujet doit être abordé maintenant plus précisément, car il est majeur.

Dans les années 50, les scientifiques observent les habitudes alimentaires des habitants du pourtour méditerranéen. Ayant constaté le faible taux de maladies cardio-vasculaires, et une espérance de vie plus longue, des études furent menées.

Croiriez-vous que ce régime Crétois ou diète méditerranéenne, est classé au patrimoine culturel immatériel de l'humanité par l'UNESCO ? Ces particularités alimentaires qui appartenaient à la Grèce, Italie, Maroc, Portugal, Chypre, Croatie, Espagne, ont été adoptées par des millions de gens.

Le but de ce régime, est d'abord de se faire plaisir, car il est vraiment savoureux. C'est aussi bien sûr de préserver sa santé artérielle, ainsi que les risques de cancers. La fréquence de consommation d'aliments gras et sucrés étant très faible, il y a souvent perte de poids. Cela entraine naturellement une chute significative du taux de cholestérol, mais pas que ...

Alors que doit-on manger pour l'adopter ?

En tout cas les produits ultra-transformés y ont une faible place!

Consommation faible de viande, et jamais de viande rouge. Volaille parfois, ou viande blanche. On peut dire que les vrais Crétois n'en mangent quasiment jamais.

Le poisson a sa place deux ou trois fois par semaine.

Les œufs peuvent se consommer tous les jours, ou tous les deux jours.

L'huile d'olive de première pression à froid, est la star de ce régime. Quotidiennement, elle est généreusement ajoutée aux plats.

Les herbes fraîches aromatiques accompagnent cette cuisine colorée.

Le vin rouge (mais oui !), est là chaque jour, environ deux verres. Sauf dans les pays du Maghreb, où cette boisson est rare.

Les légumes et les fruits sont très largement consommés tous les jours. Particulièrement les fruits secs à coque, comme noix et amandes. Des légumineuses entrent dans la composition des repas plusieurs fois par semaine. (Pois chiches, haricots, lentilles), ainsi que des céréales complètes.

Infusions et tisanes de plantes fraiches accompagnent tous ces merveilleux nutriments.

Donc « les 5 fruits et légumes par jour », que l'on vous conseille souvent de manger journellement, s'intègrent bien dans ce fameux régime méditerranéen.

Il vous faudra manger certainement plus de légumineuses comme lentilles, pois chiches etc, et je vous assure que vous ne prendrez pas de poids.

Et puis, certains aliments plus que d'autres, sont capables d'apporter la sérénité !

Ils font partie de mon assiette au quotidien, et je vais vous dévoiler lesquels.

N°1 pour moi, pas de soucis, j'en mange tous les jours !

Avec bonheur je croque 2 ou 3 carrés de chocolat noir à bonne teneur en cacao. Il contient du tryptophane, acide aminé qui se transforme en sérotonine, qui réduit considérablement le stress. C'est un moment privilégié, où je prends le temps de souffler, respirer, et ... déguster. Mon « quatre heures », en quelque sorte, que j'accompagne souvent d'un thé vert.

Dans mon alimentation, le sucre reste exceptionnel, car mon corps me fait comprendre qu'il n'en a pas besoin. Ainsi, je peux me régaler parfois de madeleines/chocolat, mais voilà, c'est juste parfois...

Je sais que lorsque l'on est dépressif, on a tendance à avoir besoin de sucre... sachez que c'est un leurre, car manger du sucre en quantité n'est pas anodin, et **votre santé en pâtira...**

Alors, si vous faites de la pâtisserie, allégez, allégez, allégez en sucre ! Si vous le pouvez, essayez de nouvelles farines, (riz, quinoa, sarrasin, maïs, millet, châtaigne, amarante, fonio, manioc, sorgho) ; vous découvrirez de nouvelles saveurs, et votre corps vous dira merci.

Personnellement, j'ai mis une pédale douce sur le gluten, car **notre blé moderne, soumis aux hybridations et modifications génétiques, contient des protéines difficilement assimilables.**

Faites vos propres recherches, et soyez exigeants sur la qualité des pains et farines.

J'aimerais évoquer le poivron, qui vous aidera à faire **le plein de**

vitamines, si vous êtes stressé. Gorgé de magnésium et fer, il contient deux fois plus de vitamine C que le citron ! J'adore la salade juive, (poivrons grillés au four + huile d'olive + ail). Mais il existe mille autres façons de le déguster.

Pour le bon fonctionnement de votre système nerveux, je recommande les épinards. Si possible, cuisez-les vapeur, pour préserver leur forte teneur en magnésium, calcium, vitamine B6 et potassium.

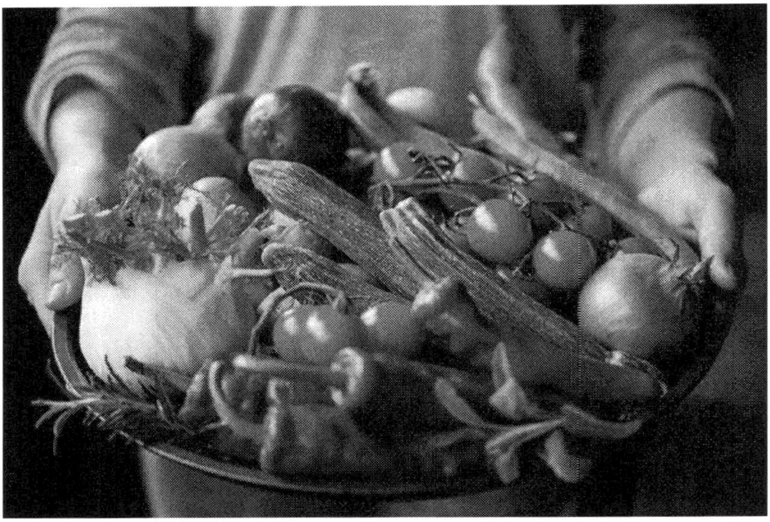

J'ai appris à aimer les brocolis (potassium, vitamine C), et aussi tous les choux, véritables merveilles pour notre santé. **Ils aident, entre autres, à maintenir l'alcalinité de notre corps**, ce qui est capital. Allez voir sur le net, l'importance de maintenir un bon PH alcalin, grâce à certains aliments. Je pourrais en parler longuement, mais ce serait un autre livre...

Le joli chou rouge lui, a les qualités de ses frères, mais pourra de plus, **maintenir une pression sanguine normale, et vous apportera le précieux magnésium.**

La banane est **une belle arme antistress** ! Alors, ne vous en privez pas. Ce fruit délicieux a quasiment les mêmes qualités que le chocolat, avec en plus la vitamine B6, le magnésium, le potassium, et le phosphore. Le zinc qu'elle contient **protège vos cellules de ce terrible stress oxydatif**. Alors, ne vous en privez pas ! Choisissez-là plutôt mûre et tachetée.

Adoptez sans soucis de prise de poids, les légumineuses (haricots, lentilles, pois chiches). Elles sont indispensables, étant source de vitamine B1 et magnésium. **La B1, est excellente pour un bon fonctionnement du système nerveux, donc pour vos nerfs.**

Souvent, le matin, si je ne prends pas mes œufs, je suis adepte des flocons d'avoine. **Leurs glucides complexes sont assimilés lentement, permettant de tenir toute la matinée sans problème.** Je les prépare dans du lait d'amande, de riz, ou de soja, mais j'y ajoute des fruits rouges, ou des noix, kiwi, papaye, ou banane. Plein de recettes délicieuses s'offrent à vous !

Vous remarquerez que je ne parle pas de yaourts... Je ne suis pas fan de produits laitiers, toujours par rapport à l'acidité qu'ils amènent, si l'on en consomme régulièrement. Il m'arrive de préparer des yaourts au soja, dans lesquels je mets des cerises, ou autres fruits rouges, et je me régale.

Je mange tout de même de temps en temps, du fromage, mais brebis ou chèvre. Je les prends le matin, ou midi, jamais le soir.

Si notre alimentation agit de manière considérable sur notre bien être mental et physique, alors vous conviendrez qu'il est essentiel de privilégier la qualité de ce que nous mettons dans notre bouche.

Autant faire l'effort de l'intransigeance sur nos choix alimentaires, afin de rester en santé ! C'est mieux que les médicaments non ?

Alors, avant de poursuivre, laissez-moi vous donner encore quelques secrets de nutrition...

Je vous conseille d'ajouter chaque semaine dans votre assiette : un maximum de légumes frais, de l'ail, des herbes, du gingembre, du curcuma associé au poivre noir, des oignons rouges ou blancs, du chou kale, du citron...

Si vous le pouvez, à l'aide d'un extracteur, faites des jus frais. Les jus de légumes sont magiques (concombre, céleri, kale, betterave, tomate, par exemple).

Soyez légers avec la salière, et optez pour les épices qui donneront du relief à vos plats.

Les fruits ont une place essentielle pour une bonne nutrition, toutefois, je ne les conseille pas en jus. Les smoothies, et autres préparations à base de fruits sont à la mode, mais, s'ils sont présentés 100% naturels, sans sucre, ils ne sont pas aussi sains qu'un fruit dégusté.

Quand vous mastiquez un fruit, vous broyez les fibres en les rendant digestes. Vous êtes plus vite saturé, alors que boire des jus est facile, et fait dépasser votre dose de sucre rapidement.

« Boire, plutôt que manger, consommer un aliment mou, sans effort de mastication, est une situation nutritionnelle qui s'est malheureusement généralisée. Historiquement, les produits étaient durs, avec notamment beaucoup de racines. Ne pas mastiquer suffisamment, induit des signaux de satiété qui ne sont pas du tout les mêmes » nous dit le Docteur Laurent

Chevallier, médecin nutritionniste au CHRU de Montpellier en France.

Le Professeur jean Jacques Altman, endocrinologue, et chef du service de diabétologie de l'hôpital Georges Pompidou à Paris, écrit à propos des fruits consommés en jus :

« Cela contribue à transformer les sucres à absorption lente, en sucres rapides. Il faut absolument l'éviter ».

Et je ne parle ici que des jus frais, car la proportion de sucre dans les jus industriels est telle que, cela équivaut à boire une canette de soda ...

Il y a aussi une façon de s'hydrater agréable et efficace, lorsque l'on est stressé ou angoissé. Les plantes sont de vraies merveilles, et nous veulent du bien.

Le thé vert est un puissant antistress, car son importante teneur en théanine, a une action apaisante et des effets calmants.

Mais vous pourrez varier vos infusions bien-être :

Safran / Valériane / Millepertuis / Tilleul / Passiflore / Valériane / Aubépine / Hibiscus / Mélisse / Pavot de Californie...

Il y aurait beaucoup à dire sur l'importance du bien manger... Ce sera l'objet d'un autre livre car le sujet me passionne !

« Le jardin est une officine, dont nous devrions utiliser toutes les ressources plus souvent et intelligemment » - Professeur Léon Binet, ancien doyen de la Faculté de médecine de Paris.

Je ne voudrais pas que vous restiez sur un sentiment de frustration...

Il n'est pas interdit de se faire plaisir grâce à la nourriture ! Il faut céder à ses envies, c'est le sel de la vie...

Instruction n°8 : Activez-vous

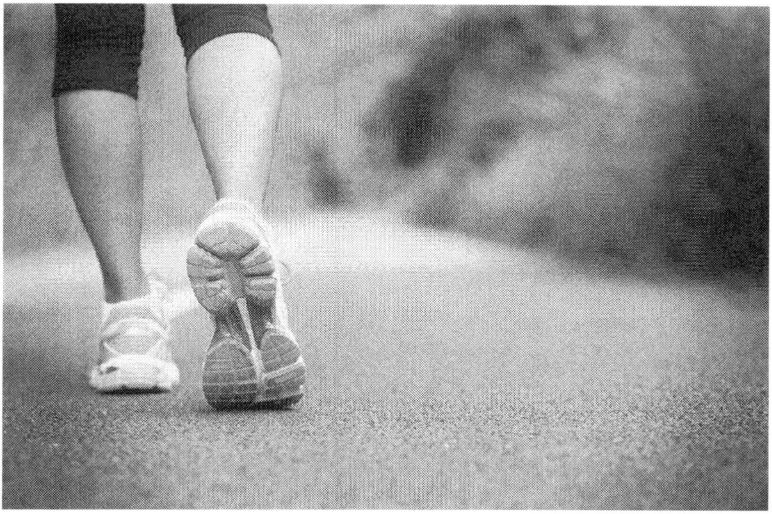

« Le sport développe la molécule du plaisir. » - José Garcia

Et là, je vais vous faire partager un épisode de ma vie, qui va illustrer mon propos.

Il y a une vingtaine d'années, je travaillais à l'amincissement des femmes, avec entre autres, un appareil spécifique performant.

Ces soins faisaient fureur, et mes rendez-vous se succédaient de 8h à 19h, souvent sans discontinuer. J'ai toujours eu un rythme soutenu dans mon institut, mais avec des espaces temps suffisants, pour travailler en toute sérénité. Mais là, surprise par la demande de ce protocole nouveau, j'ai accéléré, et suis entrée sans vraiment m'en apercevoir dans un tourbillon...

Il faut dire que j'ai toujours été active, et cette célérité me bousculait un peu, mais sans plus ; je « prenais sur moi », comme on dit... Jusqu'au jour où des migraines firent leur apparition, accompagnées de douleur de dos. Je fis preuve de volonté, et n'écoutais pas les SOS de mon corps.

Puis, je dû consulter, car j'étais épuisée, triste, stressée !

Moi qui étais plutôt hypotendue, j'affichais soudain un 16,9 de tension.

HORRIBLE ! Je ne me reconnaissais pas, et j'avais peur. Allais-je entrer comme beaucoup, dans le circuit infernal des visites chez les médecins, chargée d'une cohorte de médicaments ?

En fait, le cardiologue me posa une question :

Madame, vous allez devoir faire un choix :

1. Soit je vous prescris un traitement à vie pour votre tension,
2. soit, vous marchez une heure par jour rapidement, et vous vous calmez un peu niveau rendez-vous...

Mon choix fut immédiat : **la marche sera mon médicament**, et j'allègerai mes rendez-vous !

Inutile de vous dire que ces mois difficiles aboutirent à **une**

prise de conscience, tellement j'avais frôlé la déprime ...

À partir de ce jour, ma vie prit une autre direction, et si mon travail a toujours été ma joie, je l'ai orienté vers des soins bien-être et énergie, des protocoles pointus qui me passionnent, et pour lesquels « je prends le temps ».

Des bénéfices pour l'esprit et le corps

L'exercice physique présente des avantages, et ils sont multiples !

- Vous allez voir votre niveau de stress baisser considérablement, et serez plus à même de le contrôler.
- Très vite, vous ressentirez un grand bien-être, de la fierté, une respiration libérée.
- La vivacité et le dynamisme au travail, ou dans votre vie de tous les jours, vont s'accroître.
- La qualité du sommeil sera meilleure.

Alors, je ne pas énumérer tous les bienfaits que vont procurer l'exercice physique, mais sachez tout de même, que vous allez lutter contre les courbatures, la raideur.

Vous allez brûler le surplus de graisses et de sucres, qui polluent votre organisme.

Vous allez faire baisser votre taux de « mauvais » cholestérol.

Comme le cœur est un muscle, le débit cardiaque augmentera, et vous régulariserez votre tension artérielle. Vous allez aérer vos bronches et poumons, et respirerez sans oppression.

Je pourrais poursuivre, et allonger la liste, mais sachez que, lorsque vous faites du sport, il y a libération d'endorphines. Multipliées par cinq pendant l'exercice, ces précieuses endorphines abaissent stress et douleurs !

Votre espérance de vie sera prolongée de 3 ans, pour seulement 15 min de sport par jour !

Vous pensez que ça vaut la peine n'est-ce pas ?... D'autant que ces efforts sont vraiment à la portée de tout le monde !

Voilà pourquoi, je recommande déjà de marcher plus, de prendre l'escalier plutôt que l'ascenseur, de passer du temps à jardiner, de s'occuper de sa maison ...

Il y a de multiples activités, même pour ceux qui ne peuvent sortir, comme le vélo d'appartement, le rameur, les étirements, les haltères, le yoga et bien d'autres. Vous avez aussi la possibilité de trouver sur le net de nombreux tutoriels très bien faits pour vous guider.

Choisissez les activités qui vous plaisent, et s'adaptent à vos aptitudes. En voici quelques exemples.

Le Qi-Gong (prononcez « Tchi Kung »)

Le Qi-Gong ou « l'art du laisser-faire », est composé d'enchaînements de mouvements lents, presque dansés, très pratiqués en Asie.

Discipline Chinoise plurimillénaire, son origine vient du yoga indien. La concentration de l'esprit induite, est très certainement une méthode fort intéressante pour évacuer les tensions.

Il peut faire penser, pour les néophytes, à une gymnastique lente. C'est un ensemble de plusieurs exercices, procurant de nombreux bienfaits au corps et à l'esprit.

Le terme **Qi Gong** se décompose en deux :

Qi : signifiant **SOUFFLE** ou **ÉNERGIE**

Gong : caractérisant le **TRAVAIL CONSCIENT RÉGULIER**

IL y a trois courants de Qi Gong : Taoïste / Confucianiste / Bouddhiste

Ainsi, nous pouvons comprendre que le Qi Gong, serait un travail fait autour de la respiration, mais pas seulement... Nous allons voir.

Cette gymnastique ancestrale chinoise, que l'on pratique à tout âge, va stimuler, dynamiser, élonger, et équilibrer harmonieusement avec le souffle, au travers d'exercices physiques. Elle est salutaire, pour obtenir un corps robuste et sain.

Méthode composite, le Gi Gong peut se pratiquer de diverses manières, assis, debout, avec des postures immobiles, des suites de mouvements rapides, avec des exercices uniquement respiratoires, de la relaxation, ou des automassages.

Si vous appréciez la variété, cette activité est pour vous ! Et si vous aimez marcher dans les pas de lointains ancêtres, alors allez-y, car cette discipline remonterait à la dynastie des Han... (206 avant JC).

D'après l'étude de dessins, le Qi Gong était pratiqué par

hommes, femmes, enfants, et très vieilles personnes.

Des écrits de l'époque, détaillent les notions de respiration, gymnastique, hygiène, massages et vie saine. Elles sont toujours d'actualité !

IL est intéressant de savoir que, sous la dynastie des Ming (1368- 1644), des exercices axés sur la prolongation de la longévité, ont été associés.

Aujourd'hui, en Chine, deux types de Qi Gong ont cours :

- **Le Qi Gong thérapeutique** (Hôpitaux et cliniques)
- **Le Qi Gong axé sur la forme physique et mentale** (Clubs / Salles)

Mais voyons plus précisément, ce que cette pratique pourrait vous apporter.

Excellente pour votre cœur, car en améliorant la circulation sanguine, ceux qui souffrent d'hypertension, pourraient avoir des résultats spectaculaires.

Bien sûr, il est possible de pratiquer de manière extrêmement douce, pour les plus fragiles. J'ai pu constater dans ma clientèle, que des personnes consommant des traitements antihypertenseurs, ont pu les réduire, voire les stopper, après une année de Qi Gong.

Je côtoie régulièrement des **personnes stressées**, qui viennent chez moi pour des soins énergie, ou massages. Certaines ont suivi mes conseils, et ont bien voulu se lancer dans une pratique régulière de cette gymnastique magnifique. Je peux affirmer qu'elles ne l'ont pas regretté !

Savez-vous que le Qi Gong concourt à la baisse des concentrations de cortisol (hormone liée au stress), et **accroit les ondes alpha (positives) ?** Les respirations lentes et profondes associées aux exercices, sont ultra-bénéfiques pour **les gens angoissés**.

Si vous souhaitez **renforcer votre système immunitaire**, lancez-vous ! Cela concerne surtout ceux qui pratiquent à un bon niveau, et qui produisent ainsi plus de lymphocytes et cellules, fortifiant l'organisme.

L'idéal serait de considérer comme les chinois, que cette pratique n'est pas perçue comme un remède, mais juste une technique visant à activer nos mécanismes d'auto-guérison.

Des études ont démontré **l'amélioration de la qualité de vie** des personnes malades. (Cardiaques, diabétiques, parkinsonien). Il est reconnu que souvent, **l'insomnie est réduite, voire supprimée**, ainsi que **les douleurs grandement atténuées**. Il est intéressant d'essayer, non ?

Vous pourrez trouver sur le net, facilement, un tutoriel de Qi Gong. Toutefois, sachez que, une séance se compose comme suit :

- **Assouplissement corps, et apaisement du mental**
- **Les postures statiques**
- **Les exercices de mouvement**
- **Relaxation, et automassage**

Dès votre première leçon, vous pourrez constater un effet apaisant, tant physique que psychique.

Je vous encourage vraiment à essayer.

Mais il existe aussi une merveilleuse façon de se détendre et de retrouver la forme.

Le Yoga

Il en existe plusieurs, et je vais surtout vous parler ici, du plus usuel, et celui que j'aime : **LE HATHA YOGA.**

Il correspond bien à notre mode de vie occidentale. Nous, qui abusons de la voiture, de la position assise au bureau, devant l'ordinateur ou la télé, nous avons besoin de nous dégager de ces horribles tensions physiques, que notre rythme nous impose généralement.

N'avons-nous pas envie de retrouver notre souplesse d'enfant ?

Si vous décidez de vous y mettre, attendez-vous à des résultats surprenants ! Vous allez recevoir une énergie étonnante, votre corps se sentira fortifié, et vous ressentirez une forme de purification.

Joli programme non ?

Si vous êtes en situation de stress ou de souffrance, allez-y ! Soyez confiant, car vous pouvez pratiquer le yoga, même si vous êtes très fatigué, ou épuisé. **C'est une prise de conscience pour aller mieux, un pas vers soi en quelque sorte.**

Alors, me direz-vous, qu'est-ce qui différencie le yoga, d'une gymnastique traditionnelle ? Tout simplement parce que la pratique du hatha-yoga tend à développer les degrés supérieurs de conscience. C'est une porte vers la spiritualité.

En pratiquant régulièrement, **vous retrouverez une souplesse**

physique, mais aussi un bien-être profond.

Au travers d'une respiration modifiée et ample, vous gagnerez en sérénité. Mais pas seulement, car au fil des semaines, force et endurance seront au rendez-vous. Vous ne vous reconnaîtrez pas. Sans doute regretterez-vous le temps perdu, et direz-vous : « pourquoi n'ai-je pas réagi plus tôt » ?

Si j'écris cela, c'est parce que je connais de nombreuses personnes, anciennement stressées ou dépressives, qui ont retrouvé forme et bien-être, à la pratique du yoga ! Elles n'étaient pourtant pas jeunes pour certaines, et désespéraient de sortir de leurs tourments...

Ainsi, à tout âge, on peut se retrouver, reprendre sa force vitale, sa souplesse, et un esprit serein !

Si le yoga m'enthousiasme, c'est parce que j'ai vu ma mère, femme nerveuse, dynamique, hyperactive, pratiquer le yoga avec régularité, quasiment toute sa vie !

Jusqu'à ses 86 ans, elle a gardé un corps mince et harmonieux.

Je me souviens d'elle, dans des postures étonnantes pour une personne de son âge : en juste-au-corps, allongée sur le tapis de son salon, les pieds derrière le crâne, ou en lotus, ou en « Sirsasana » (équilibre sur la tête) ... Magnifique non ?

Je peux dire qu'elle a quitté ce monde en pleine forme physique. Et j'ai un regret particulier, celui de ne pas avoir profité de ses leçons, et partager avec elle... Quand elle est partie, je me suis dit : à toi maintenant !

Et vous ? Quand décidez-vous d'apprendre à respirer, retrouver souplesse, sérénité, et clarté d'esprit ?

Pour finir de vous convaincre, j'ai envie de vous dire que vous allez retrouver **une capacité de concentration, du maintien, de l'agilité, de la grâce, et un bien-être incroyable** ! En plus bien sûr, des merveilleux bienfaits physiques et mentaux... Et cela quel que soit votre âge !

Le Tai-Chi-Chuan

Né en Chine, il est introduit en Amérique du nord dans les années 70. À l'origine, il est utilisé comme technique de combat, mais se transforme en pratique de relaxation, et de développement intérieur.

L'accent est mis sur la concentration mentale, l'harmonie physique, l'assouplissement musculaire, et la respiration.

Véritable discipline de santé et de longévité, cet art martial pourrait être votre sauveur ! À l'origine, ce fut une technique d'auto-défense. Concept millénaire il signifie : « Faite suprême »

C'est aussi une gymnastique pour le corps et l'esprit, qui saurait vous sortir du stress et de vos angoisses. Ne négligez pas cette ressource non pharmaceutique, elle est essentielle pour prévenir, et traiter de nombreux maux.

Des recherches cliniques ont démontré ses effets bénéfiques, et de nombreux médecins recommandent la pratique du Tai-Chi, pour une approche holistique de la santé.

Quels en sont les bienfaits ?

Lors des exercices, vous pourrez simultanément cultiver :

La souplesse, les muscles, la coordination motrice, la

respiration, visualisation, relaxation, méditation. Bien sûr, tous ces aspects s'étayent entre eux, pour agir globalement.

Savant mélange de gestes et postures enchaînés, lents et souples, pratiqués de manière continue, les séances peuvent se composer de 100 mouvements différents.

Le Tai-Chi renforce vos muscles, votre squelette, et apporte une bien meilleure santé physique et mentale. Avec une bonne régularité, vous trouverez détente et sérénité.

Mais il est à noter que cette discipline bien particulière, ne s'apprend pas hyper rapidement. Mais si vous vous y sentez bien, alors vous foncerez !

Et ainsi, vous pourrez agir sur bien des soucis de santé, tels que :

- l'hypertension
- l'arthrose
- rhumatisme
- ostéoporose
- diabète
- maladie de Parkinson
- fibromyalgie
- polyarthrite
- maux de dos…

Les risques de maladies cardiovasculaires sont minorés, et la respiration est optimisée.

D'après une étude publiée par la revue scientifique : Journal of the American Heart association, le Tai-Chi permet d'améliorer le quotidien des personnes souffrant de maladies cardiaques. Après avoir analysé trente-cinq études basées sur les données de 2249 participants dans 10 pays différents, les scientifiques de l'université du sport de Shanghai en Chine, ont conclu.

Cette discipline permet de réduire la pression systolique, la pression diastolique, le taux de mauvais cholestérol, le taux de triglycérides, ainsi que les sentiments dépressifs chez les malades.

Vous aurez compris que le Tai-Chi, a une place prépondérante dans les techniques corps-esprit.

Agissant ainsi, vous vous sentirez **moins soumis au stress**, et parviendrez au bien-être.

Concernant les personnes âgées, il est démontré qu'elles améliorent leur densité osseuse, prévenant donc les fractures. L'équilibre est accru, car quatre systèmes primordiaux sont vivifiés : musculo-squelettique, neuromusculaire, sensoriel et cognitif.

À propos du Tai-Chi, nous pouvons parler d'une méditation en mouvement !

Vous n'avez bien sûr, pas besoin d'être un sportif de haut niveau pour pratiquer. Les enchaînements de postures développeront votre souplesse, et vous dynamiseront.

Les mouvements très déliés et la respiration, apporteront une merveilleuse relaxation.

Des centaines d'études, ont confirmé scientifiquement les apports positifs sur la santé.

Les femmes ayant subi une opération suite à un cancer du sein, ont témoigné : Le Tai-Chi leur a apporté quelque chose d'infiniment précieux : l'estime de soi ! Et ceci est d'une réelle importance !

La méthode Pilates

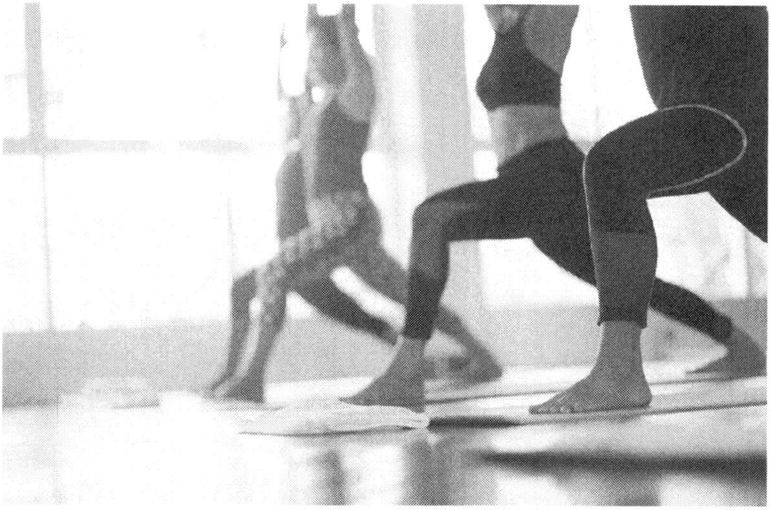

« La santé est un état normal. C'est un devoir non seulement de l'obtenir, mais aussi de la maintenir » - Joseph Pilates

Joseph Pilates a défini sa méthode globale comme **« la coordination complète de la pensée, du corps, et de l'esprit »**

Cette méthode se concentre en particulier sur les muscles profonds, destinés à la stabilisation du corps, (abdomen, dos, ceinture pelvienne).

Difficile de lister les nombreux bienfaits de cette méthode, mais je vais essayer.

Tout d'abord, les cours de Pilates, vont avoir pour avantage de rectifier toutes vos mauvaises postures. Vous allez apprendre à bien vous positionner, avant chaque mouvement.

Ainsi, adoptant une bonne attitude de travail, **vous ne souffrirez plus du dos.** Beaucoup se plaignent de cette partie du corps, et de la colonne vertébrale... Pour eux, le Pilates représente une vraie libération, niveau douleur, et un renforcement des muscles concernés.

J'ai eu il y a quelques années, à souffrir d'une lombalgie aigüe, et je vous assure que je m'en souviens, tant c'était douloureux et handicapant ! Je suis restée quasiment 4 jours, sans pouvoir bouger. Médecin urgentiste, kiné, ostéopathe, se sont succédés à la maison. Moi qui étais adepte de la marche rapide quotidienne, je m'étonnais de me trouver dans cet état... En fait, le kiné m'expliqua que j'étais souple... comme un verre de lampe ! Je fus bien étonnée, et un peu vexée aussi !

En fait, il m'expliqua que, oui, je faisais du sport, et avais de l'activité, mais je n'étirais pas assez mes muscles, qui étaient donc sans souplesse aucune. Il me conseilla le stretching, et .... Le Pilates !

Voilà pourquoi, j'ai plaisir à parler de cette méthode qui m'a fait tant de bien, en espérant que peut-être, elle deviendra la vôtre.

J'ai compris très vite pourquoi les deux praticiens qui s'étaient déplacés chez moi pour tenter de me soulager, m'ont tous deux conseillé les cours de Pilates : « cette méthode améliore la posture, et conserve leur souplesse aux hanches, et à la colonne vertébrale. Les étirements améliorent la lubrification des articulations ».

Tout était dit pour moi, j'avais hâte de commencer !

Avec régularité, et conscience, car je ne voulais pour rien au monde revivre mon épisode douloureux très handicapant, je me suis mise au Pilates.

Au fil des semaines et des mois, j'ai corrigé mes postures et travaillé mes muscles, certains dont j'ignorais l'existence... Bon, je plaisante, mais à peine !

Les premiers cours, que je craignais douloureux, m'ont occasionné quelques courbatures, mais rien de méchant. Au fur et à mesure, mon corps gagnait en flexibilité, et mes douleurs s'atténuaient. Je commençais à prendre un peu de souplesse. Étonnamment, j'étais moins fatiguée.

La raison du succès de cette méthode est due bien sûr, à la merveilleuse amélioration physique que l'on en retire, mais aussi, à ses avantages psychologiques. Beaucoup en effet, disent se sentir vraiment mieux, sur les plans physique et émotionnel.

Ce fut mon cas, et j'appris petit à petit à travailler à la maison, pour une bonne régularité de mes exercices. Bien sûr, ils m'avaient été conseillés pour mon problème de dos, mais pas seulement. Moi qui avais des muscles peu puissants et raides, j'ai constaté une vraie différence positive !

Les 7 principes fondamentaux sur lesquels se base Le Pilates :

- L'alignement
- La concentration
- La centralisation
- Le contrôle
- La respiration

- La fluidité
- La précision

Que peut-on dire des avantages psychologiques ?

Tout d'abord**, un meilleur sommeil**, car nous sommes plus détendus en allant nous coucher. La concentration étant améliorée, il est plus facile de chasser son stress, et pensées difficiles, grâce entre autres, à la respiration profonde.

Comme pour le Tai-Chi et les disciplines agissant sur le mental, **l'estime de soi** est garantie. Et croyez-moi, c'est d'une importance capitale, pour retrouver **confiance**.

Ce sport est choisi par beaucoup, pour **la relaxation** qu'il procure. Il sera plus facile de gérer des situations complexes, et des rapports aux autres compliqués, car **vous vous sentirez tonique, et serez maître de votre respiration**. C'est la base du calme vous savez !

Voilà pourquoi, **le Pilates est fortement recommandé aux sujets susceptibles d'éprouver stress et angoisses**, de manière chronique.

C'est aussi **un moyen de sortir de sa solitude**, car beaucoup de cours sont communs. Toutefois, pour ceux qui aiment travailler seuls, il existe coach, cours particuliers, et travail chez soi, une fois les techniques assimilées.

La vie sexuelle est améliorée, par le renforcement des abdominaux, de la zone du bassin, et du bas du dos. La sensibilité est accrue.

Cette discipline induit **une meilleure connaissance de soi,** et ça n'est pas négligeable, pour un rapport corps-esprit optimisé.

L'avis des scientifiques

L'organisation mondiale de la santé définit la santé comme « un état complet de bien-être physique, mental, et social et ne consiste pas seulement à une absence de maladie ou d'infirmité. (1946) »

La méthode Pilates, colle à cette définition, car de nombreuses études scientifiques (sur plusieurs types de population), ont convergé vers un même avis très favorable : cette pratique apporte de multiples bienfaits pour la santé.

Les chercheurs ont observé sur un plan général de nombreuses améliorations : une maîtrise mentale, une sexualité épanouie, une colonne vertébrale fortifiée, un meilleur maintien, une perte de poids, une ligne élancée, des muscles plus solides et affinés.

Au plan physique incontestablement, la souplesse est au rendez-vous ; mais aussi la vigueur, l'ampleur articulaire, et la force musculaire.

Au plan psychique, une bonne humeur retrouvée, de l'inspiration, l'envie d'agir.

Sur le plan moteur, une meilleure maîtrise des postures, et une synchronisation harmonieuse des membres.

La méthode Pilates est appréciée par de nombreux thérapeutes comme une technique de rééducation, notamment dans le traitement des lombalgies chroniques, récidivantes, et subaigües.

Voilà cher vous, j'espère qu'au fil de ces lignes, je vous aurai donné envie de changer quelques petites choses dans votre vie. Bien sûr, parmi les quelques possibilités de bien-être que j'ai tenté de sélectionner dans ce guide, vous ne retiendrez pas tout.

Mais au fil de votre lecture, certaines pratiques brilleront pour vous comme de petites lumières pour vous interpeller, ... j'en suis certaine. Alors, même si vous ne retenez que 2 ou 3 méthodes capables de rendre votre quotidien plus doux, ce sera une vraie réussite pour moi.

Écoutez votre cœur dans le calme, et en respirant profondément, interrogez-vous...

- « Que dois-je changer en premier chez moi ? »
- « Quelle est ma priorité ? »

Essayez de vous concentrer sur l'essentiel.

Surtout, soyez persuadé que **vous donner la priorité, ne nuira aucunement au bonheur des autres.**

Comme Maria, apprenez la bienveillance à propos de vous-même. Tout commence par là, pour se retrouver, et entrer sur un chemin de paix et bonheur.

Soyez serein, et heureux.

C'est ce que je vous souhaite, le plus sincèrement du monde...

Instruction n°9 : Retrouver la paix

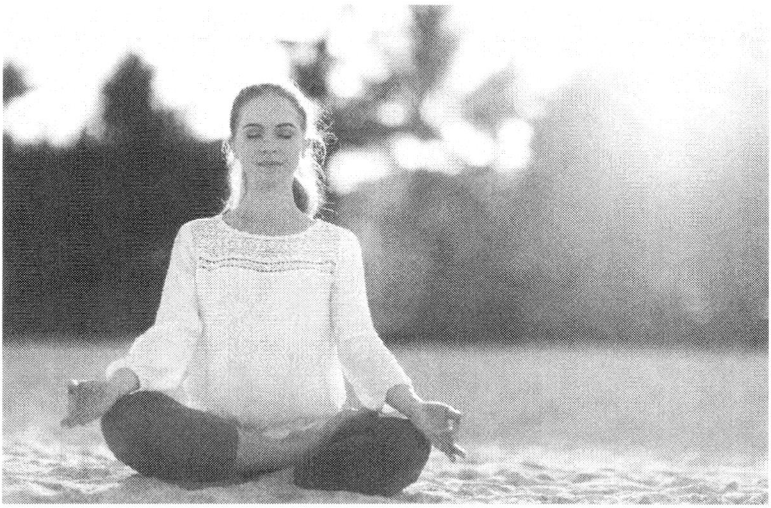

« Ne pas avoir le temps de méditer, c'est n'avoir pas le temps de regarder son chemin, tout occupé à sa marche. » - Antonin Sertillange

Guérir par la méditation semble pour vous une illusion, surtout si cette discipline vous est inconnue.

Si vous êtes stressé, pourquoi ne pas tenter d'utiliser l'esprit

pour aller mieux ?

Certains pensent que méditer pour se soigner, relève de la pure fantaisie... Moi, je sais que c'est une magnifique manière de retrouver son équilibre.

INUTILE D'ÊTRE MOINE BOUDDHISTE POUR Y ARRIVER !

En méditant, vous vous calmez, vous régulez le flux de vos pensées. Cette opportunité de descendre en soi, vous permet de revenir à l'essentiel, et de poser de la distance avec vos émotions.

Croire que cette pratique ne s'adresse qu'aux mystiques, serait une grossière erreur !

Méditer va vous apaiser, vous libérant des causes du stress, imprimé en vous, et qui pourtant, ne fait pas partie de votre empreinte personnelle.

Plus vous serez régulier, moins le stress aura de prise sur vous.

Comment faire, direz-vous ?

Commençons tout de suite :

Si vous êtes assis, fermez les yeux, et **respirez** amplement, calmement... Visualisez l'air qui entre et sort, le trajet qu'il effectue dans vos poumons, votre nez... mais très vite vos pensées reprennent n'est-ce pas ? Pas grave, revenez à l'image du mouvement de l'air, ressentez sa fraîcheur lorsqu'il entre dans vos narines, tiède à l'expiration. Fixez votre attention sur cette action..., à cet instant, **c'est la chose la plus importante du monde.**

Continuez tranquillement en donnant cette fois, une couleur à l'air qui entre (bleu doux), et l'air qui sort (gris nuage). Votre esprit vogue d'une couleur à l'autre, tandis que vous respirez sereinement, en pleine conscience. Le gris de votre expir, entraîne toutes vos misères ...

Voilà, même si ça n'a duré que 3 minutes, vous venez de méditer pour la première fois !

Les couleurs ont peu d'importance, mais ce sont les miennes, le principal étant de vous plonger dans la douceur des tonalités qui vibrent pour vous. L'essentiel, est de cibler l'instant présent.

« Méditer c'est regarder profondément dans le cœur des choses. » - Thich Nhat Hanh

Débuter avec la méditation

Il existe de nombreuses techniques pour débuter en méditation, en voici une autre :

Celle-ci consiste en un « scan corporel », qui va vous amener à vous poser mentalement, sur chaque partie du corps.

Peu importe votre position, pourvu que vous soyez à l'aise, mais je vous conseille d'être assis, ou allongé.

Portez votre attention sur vos pieds, leur forme, couleur... Sont-ils souples, ou contractés, chauds ou froids ? Détaillez les doigts, phalanges, ongles, puis remontez très doucement sur les chevilles, mollets, cuisses ; relâchez les muscles, et éprouvez la lourdeur de vos jambes, attardez-vous sur cette sensation de votre corps qui s'enfonce et s'apaise... Progressivement, vous arrivez mentalement à votre bassin, le bas du dos collé au siège ou au matelas, et vous vous y enfoncez délicieusement... que ressentez-vous ?

Que dit votre corps **? analysez bien vos sensations** : pesanteur, contact sur le tissu, puis, doucement remontez au ventre, respirez largement en conscience, et observez : voyez-le se gonfler, puis se dégonfler au rythme de votre respiration calme, paisible... Ce moment de sérénité est le vôtre, attardez-vous dans l'importance de l'instant, il occupe toutes vos pensées, il est magique !

Puis, décidez de reprendre votre scan, la respiration soulève votre poitrine régulièrement... Vous êtes bien. Remerciez le ciel, pour ce merveilleux métronome qui fonctionne depuis votre naissance, sans faillir... Prolongez cette douce pensée pour ce cœur qui ne bat que pour vous, et là à ce moment, **PEUT S'OUVRIR UNE PORTE...**

Je vous explique :

Vous êtes débutant, et terminez votre contemplation par la détente des muscles du visage, emplissant vos yeux d'images douces et rassurantes. Vous avez fait durant quelques minutes, un pas important dans le monde de la méditation consciente.

C'est le début du chemin vers votre rétablissement, et une plus grande sagesse.

Ainsi, la pratique régulière de cette discipline, va vous permettre de pousser la porte de votre moi profond.

Notre vie de tous les jours est dominée par notre mental, laissant peu d'espace à notre être intérieur ; voilà pourquoi, nous avons le sentiment de ne pas avoir de pouvoir sur notre existence.

Poussez la porte, **et méditez dans la plénitude du cœur**, territoire oublié, enveloppé de si nombreux émois... Pourtant, les émotions y sont étrangères, car **le cœur est clarté, calme, silence.**

Vous trouverez de nombreuses méditations pour entrer en vous, (Bouddhistes, Tantriques, Vipassana, Le Zazen, méditations actives d'Osho). Les théories sont différentes suivant chacune, mais l'équation commune reste le fait d'apprivoiser son mental, plutôt que lui résister !

Nul besoin de vous couper du monde pour méditer, ou de vous transformer en ascète. Pourtant, simplement, doucement, la méditation va vous amener vers le détachement, issu de la descente en soi, en pleine conscience du moment présent.

Bien sûr me direz-vous, ce sont de belles phrases, et tout ceci est tentant, mais je ne m'en sens pas capable...

Croyez bien que Maria m'a dit la même chose, et que mes paroles pour l'y encourager, restaient sans écho... jusqu'au jour plus difficile, où elle eut à gérer un stress supplémentaire, et m'appela.

Je me souviens très bien de cette séance, où je l'ai guidée vers la méditation du cœur...

Maria avait bien essayé de se détendre en respirant, en éliminant les pensées parasites, tentant de chasser de son esprit les motifs de soucis. Elle n'avait obtenu qu'exaspération, et colère contre elle-même, car elle n'arrivait à rien !

Lors de notre séance commune, je lui expliquai qu'il fallait avant tout, accepter de devenir un témoin de nos images mentales, dérangeantes parfois, comme si nous regardions un film.

Lors de cette méditation, je demandai à Maria d'accueillir calmement et sans peur, les sentiments, pensées, émotions qui pouvaient la parcourir, sans chercher à les chasser aussitôt. Je l'incitai à installer le silence en elle, et à poser ses mains sur son cœur, comme si elle abritait un diamant !

Ainsi, elle porta toute son attention sur cette zone précieuse de son corps... Était-elle chaude, douce, étroite, serrée ? Ou bien, fraîche, ample, éclairée, ouverte ?

Une porte s'ouvrit pour Maria...

Elle s'installa dans cet espace protégé, et sa respiration devint calme, profonde... elle reconnut l'enfant qu'elle fût, l'accueillit. Elle resta longtemps, détendue, réceptive uniquement au bien-être, pas de lutte ou d'efforts pour chasser ses pensées ; images actuelles, anciennes arrivaient, repartaient, l'effleurant sans s'accrocher...

Maria me dit plus tard, qu'à ce moment, elle « vivait » dans ce cœur qui l'accueillait, sage, placide, spectatrice d'un film ressemblant à sa vie. Images au ralenti parfois, ou en mode rapide, filant comme des nuages... douleurs, joies, incertitudes, enthousiasme, tout passait, défilait sans atteindre son mental ! Pas de combat, d'efforts, de révolte ou d'agitation...

Maria sortit après une demi-heure de méditation, étonnée, transformée, régénérée, apaisée. **Elle comprit ce jour-là, que cela deviendrait une habitude.**

Elle fit une priorité de ce temps qu'elle s'accordait régulièrement, tellement elle y puisait force et réconfort. Ainsi libérée, allégée, détendue, sa vie devint plus harmonieuse.

À partir de là, tout s'accéléra dans la vie de Maria, elle prit de la distance par rapport à son stress, et les malaises s'espacèrent. Comme elle était moins centrée sur ses problèmes, elle put s'ouvrir aux autres, et la vie lui fit un clin d'œil positif... des rencontres amicales dans un cours de danse, un autre travail intéressant et moins lourd, un couple qui se retrouve, ses enfants heureux.

Il suffit d'une chose pour que tout change

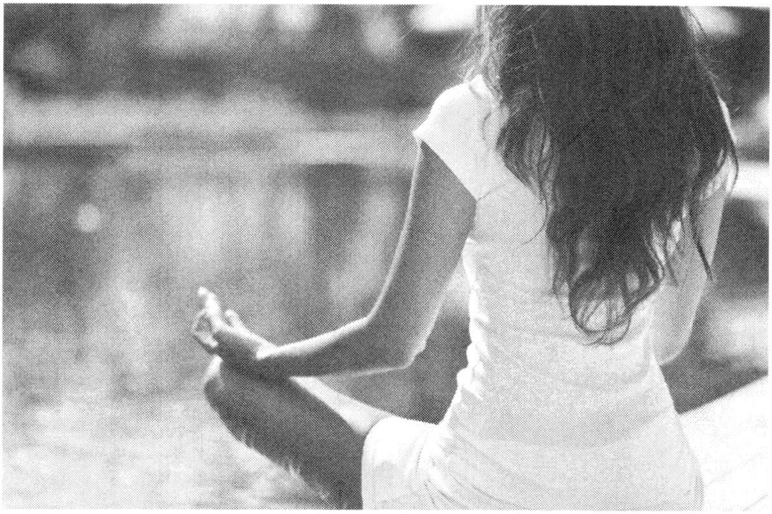

S'il existe de nombreux concepts de méditation, souvent en opposition, la finalité est de comprendre votre psychique, plutôt que de vous opposer à lui.

Ce que je veux vous faire découvrir, c'est qu'il suffit parfois d'une toute petite chose, pour provoquer une libération ! La méditation nous aide à nous évader d'une prison de pensées et émotions, et d'en être seulement le scrutateur silencieux.

Une fois que vous êtes libéré, relâché, vous ouvrez le champ des possibles, et retrouvez confiance. Et puis, pourquoi ne pas adopter la méditation comme un art de vivre ?

J'espère vous avoir motivé pour vous lancer, mais avant de boucler le sujet, je vous confie ce qui, à moi, me fait du bien...

J'adore marcher, et méditer est un besoin, alors je fais les deux en même temps !

Et là, en respirant profondément, je prends conscience du Moi, dans le moment présent.

Tout est simple, et la détente vient vite.

Il m'arrive, par séquence de quelques minutes, de me concentrer sur la cohérence cardiaque, avec des enjambées régulières ; ainsi, l'esprit se libère, ne retenant que l'instant. Cette pratique provient du Bouddhisme Zen Kinhin. On dit que Bouddha se relaxait en marchant dans la nature ; Il commençait par méditer assis quelques minutes, puis débutait sa marche, et il disait que « ce qu'il avait cultivé assis, il l'appliquait pendant sa marche » ...

Eh bien, sans le savoir, instinctivement au début, j'ai copié Bouddha !

Marcher, se sentir relié à la terre, sans penser, laissant aller son esprit, nous fait méditer presque involontairement mais il faut toujours s'axer sur sa respiration.

Les bienfaits de la méditation

Connaissez-vous tous les bienfaits de la méditation ?

Je me dois de vous en donner quelques-uns :

- Diminution considérable du stress, et des maladies associées
- Meilleure qualité de sommeil
- Système immunitaire renforcé
- Apaisement
- Meilleure gestion des émotions
- Connexion à son être intérieur
- Amélioration de la concentration et mémoire

Mathieu Ricard, scientifique, et l'un des plus remarquables moines bouddhistes français, émissaire officiel du DalaÏ Lama en France, note qu'après trois mois de méditation, on observe :

- Renforcement du système immunitaire
- Hausse de 20 à 30% des anticorps
- Augmentation des cellules souches dans le sang.
- Réduction du taux de cholestérol
- Réduction de la tension artérielle.

Que dit la Science de la Méditation

D'innombrables recherches ont été menées.

Le neuroscientifique Antoine Lutz, qui a participé avec Richard Davidson à ces études, confirme que la pratique régulière de la méditation, augmente l'activité des circuits cérébraux, responsables de la régulation de l'attention, et des émotions.

Quand on sait que la plupart des maladies proviennent de l'émotionnel..., on ne peut qu'être encouragé à pratiquer.

Il a été démontré par les neurosciences que la méditation avait **le pouvoir de modifier profondément la contexture, et l'activité du cerveau.**

De même, le chercheur américain Richard Davidson, avec le concours du Dalaï-Lama, a pu pousser l'étude du cerveau, grâce à des procédés d'imagerie cérébrale, sur des sujets ayant médité durant une retraite de trois mois. Constatation a été faite, « que la pratique intensive de la méditation, permet d'améliorer la vigilance, et la stabilité de l'attention ».

Pour exemple aussi :

Un pianiste adepte de méditation, sera beaucoup plus performant dans son art, car la région cérébrale qui régit le mouvement des doigts s'agrandit, avec la pratique.

Britta Holzel, chercheur à l'université de Giessen, en Allemagne nous dit :

« C'est fascinant de voir la plasticité du cerveau et que, en pratiquant la méditation, nous pouvons jouer un rôle actif dans son évolution, et augmenter bien-être, et qualité de vie. D'autres

études, sur différentes populations de patients, ont montré que la méditation peut apporter des améliorations importantes, dans une variété de symptômes, et nous étudions actuellement les mécanismes sous-jacents dans le cerveau, qui facilitent ce changement. »

Instruction n°10 : Débranchez

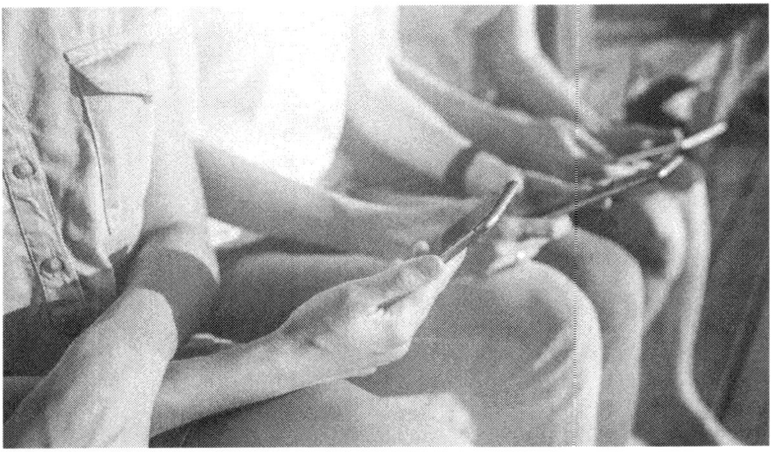

« Il faut parfois savoir se déconnecter pour se reconnecter. »

Avant de terminer ce guide, je me dois d'insister sur un problème qui nous concerne tous, ou presque : l'usage abusif des téléphones portables.

Une étude américaine démontre que cela aurait tendance à nous rendre angoissés, dépressifs... et dépendants !

En fait, nous ne décrochons jamais, et il est fréquent de nos jours, de voir des gens dans la rue, au restaurant, dans les transports, et partout, la tête baissée, les yeux rivés sur leur écran! Cela nous déconcentre, et nous soustrait à la réalité. Croyez-le, beaucoup d'entre nous sont atteints de nomophobie! (Peur panique d'être séparé de son portable).

Un sondage mené auprès de 135 étudiants, est malheureusement éloquent : les plus gros utilisateurs de portable, montrent **des taux d'anxiété importants**.

Combien ne sont pas perdus, lorsqu'ils s'aperçoivent de l'absence de leur téléphone ? Ne pouvoir vérifier leurs notifications est pour eux, frustrant au plus haut point !

« J'ai laissé mon téléphone à la maison par accident, et toute la journée, j'ai continué à essayer de vérifier les courriels, et les réseaux sociaux. Je me sentais émotionnellement perdu », écrit Erik Peper, le chercheur...

En effet, les notifications auditives ou visuelles qu'émet cet objet connecté, activent des voies neurologiques puissantes, similaires à un effet de surprise, ou de récompense. Ces notifications push, peuvent aussi être assimilées à une forme de menace, nous obligeant à les consulter :

« Cela pourrait être le tigre tapi dans l'ombre, ou un potentiel ennemi. »

Les auteurs de l'étude conseillent plusieurs mesures détox :

- stopper les notifications sans importance
- planifier les heures où l'on compte répondre aux mails et réseaux sociaux
- faire des jeux ne requérant pas de téléphone, etc.

En janvier 2018, un sondage a d'ailleurs été mené auprès de

3000 français et françaises, à propos du stress et de la déconcentration engendrés par l'usage du smartphone.

Résultat : Les 25-54 ans étaient 32 % à affirmer ressentir du stress en rapport avec les notifications.

Ne négligez pas le fait que l'addiction au téléphone, aux réseaux sociaux où vous comptez de nombreux « amis », peut vous enfermer dans un piège, et vous enfoncer un peu plus, dans la solitude et l'anxiété. Il y aurait beaucoup à dire, sur les recherches innombrables, qui confirment la négativité d'un usage abusif de ces moyens de communication.

Ainsi, pouvons-nous surfer sur le web, regarder la télévision, travailler, discuter... Certains répondent même à des textos, pendant leur travail, ou pire... en voiture !

Erik Peper et Richard Harvey considèrent que cette addiction, similaire aux effets de l'opium, permet difficilement de s'en défaire !

« SI vous ne laissez pas le temps au système de se régénérer, une dégénérescence neurale peut se produire ».

Alors, si vous êtes concerné par ce problème, essayez de prendre du recul.

Tachez de planifier du temps dédié aux réseaux, répondre aux mails et notifications, et vivez pleinement le reste de vos actions.

Des effets néfastes sur la santé

Ce n'est pas un secret : les smartphones peuvent être mauvais pour la santé. En fonction de la sensibilité de chacun, les effets néfastes peuvent être plus ou moins graves.

Ainsi, certains utilisateurs sont totalement insensibles aux ondes émises par les téléphones, mais d'autres y sont si vulnérables qu'ils ne peuvent pas même tenir un téléphone dans leur main.

À cause de l'électro-hypersensibilité, certaines personnes sont désormais obligées d'aller vivre dans la forêt, loin des villes surchargées par les ondes. De plus, il a été prouvé que les ondes des smartphones favorisent bel et bien le cancer.

L'impact sur la santé peut aussi être psychologique.

De nombreuses personnes sont aujourd'hui victimes d'addiction au smartphone. Un trouble psychologique souvent sous-estimé par ceux qui n'en sont pas victimes, mais qui peut avoir des conséquences aussi graves que l'addiction à la drogue dure.

D'ailleurs, une étude britannique révèle que donner un smartphone à un enfant revient à lui offrir un gramme de cocaïne.

Aujourd'hui, des médecins américains basés à Houston, Texas révèlent quelles sont les différentes parties du corps exposées aux dangers des smartphones.

Bien plus que ce que l'on pourrait penser, les doigts et les mains sont très fragilisés par l'usage prolongé du smartphone.

Sur le long terme, garder son téléphone dans la main peut provoquer des douleurs aux doigts.

Les médecins recommandent donc de faire une pause

régulièrement pour s'étirer les doigts afin d'éviter l'apparition de ces douleurs.

Illusion et renfermement

Il y a aussi un risque dans une consultation abusive des réseaux sociaux, dont je voudrais parler. S'il concerne de nombreuses personnes, il a touché une jeune fille proche de moi, et je me suis beaucoup inquiétée...

Dès ses 13 ans, Julia avait pris l'habitude de vivre « scotchée » à son portable ou ordinateur.

Extrêmement réservée, pour ne pas dire intravertie, elle travaillait parfaitement, et sortait peu.

Très au fait de l'actualité, donc souvent connectée aux réseaux, elle était forcément agressée par les articles clashs, porteurs de nouvelles angoissantes, voire choquantes ! Des faits inquiétants relatés assortis de photos effrayantes, concernant notre ville ou notre quartier, était devenus sa « nourriture » quotidienne !

Ainsi, Julia déclencha une phobie de l'extérieur, et surtout de la ville... Cela l'empêchait bien sûr de mener une vie d'étudiante insouciante et heureuse.

Elle n'était bien qu'en vacances, lors de nos séjours « cocooning » joyeux à l'étranger. Cela eu un impact sur sa rentrée au lycée, et elle avait émis le souhait, en début d'année, de continuer ses études via internet, tant elle appréhendait de sortir... Même des courses en ville posaient problèmes...

Et puis, à l'aube de ses 18 ans permis de conduire en poche, Julia pris de l'assurance et démystifia la ville et ses dangers.

Beaucoup moins « accro » aux réseaux sociaux porteurs de terrifiantes nouvelles, et plongée dans son intense boulot d'étudiante, Julia pris son envol, et retrouva confiance, au grand soulagement de ses parents !

Elle vît maintenant sereine, dans une grande métropole australienne, profite de sa vie, en poursuivant de belles études.

Mais je peux affirmer que sa vie a été gâchée de nombreuses années, par sa dépendance au téléphone, ordinateur, dont elle subissait tant de négatif... Il est bon de se sevrer de temps à autre des appels , notifications, et « pseudo- amis » que l'on ne verra jamais !

Je pourrais continuer à écrire sur ce sujet, car il y a beaucoup à dire. Mais ce n'est pas le sujet de ce livre. Je voudrais seulement, vous préserver d'une source supplémentaire dangereuse de stress. Je vous conseille si cela est possible de dormir hors zone Wifi, ou de vous protéger en équipant vos matériels de pastilles de protection anti-ondes. Il existe aussi, des protections supplémentaires à porter sur soi.

Pour aller plus loin

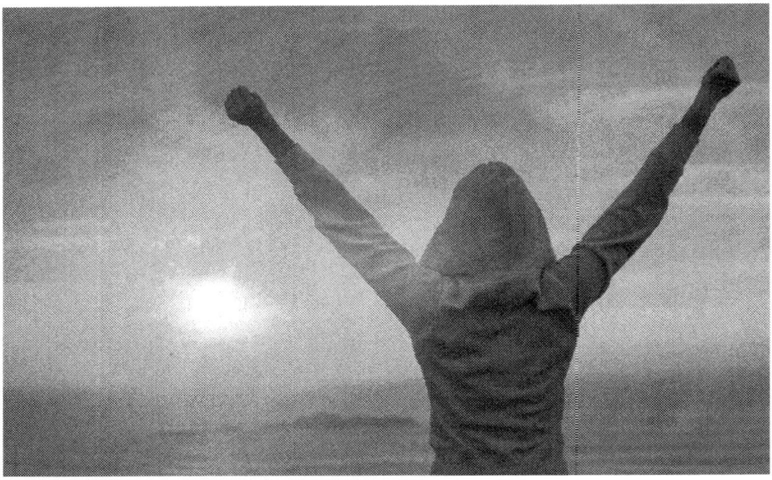

« L'échec n'existe pas. Seuls les résultats existent. » - Anthony Robbins

Alors, piochez quelques recettes de bonne vie ...

LÂCHEZ prise sur ce qui vous tourmente (ou déjà... essayez !).

LAISSEZ dire, et avancez.

LANCEZ de nouveaux projets.

LARGUEZ les amarres, et voyagez.

LAVEZ- vous l'esprit plus souvent, avec le jardinage, sport, cinéma, théâtre, jeux, amis, couture, cuisine...

LIBÉREZ vos armoires des vieilleries qui vous encombrent, et laissez entrer les énergies nouvelles.

LAISSEZ- dire, et libérez-vous du regard des autres.

ABRITEZ –vous des gens négatifs.

ABSORBEZ l'énergie de la nature le plus souvent possible.

ABUSEZ du rire, de la gaieté, de l'humour.

ACCEPTEZ l'inévitable, comme une leçon.

ACCORDEZ-vous de ne rien faire, sans culpabiliser.

ADDITIONNEZ les petits bonheurs, et remerciez le ciel.

ADAPTEZ-vous aux situations, acceptez-les.

ADHÉREZ à un groupe. (fitness, danse, collectionneurs, amateurs d'art, de vin, randonneurs)

ADMIREZ, en prenant le temps, un paysage, des peintures, sculptures, coucher de soleil... contemplez !

ACCOMPLISSEZ un rêve, ou faites tout pour y parvenir.

ADRESSEZ-vous aux autres avec le sourire... il vous reviendra.

ADOPTEZ un animal, même tout petit, sa présence est positive.

AFFICHEZ dans votre chambre, une liste de vos priorités ; vous ne les oublierez pas...

AFFIRMEZ le plus souvent possible à haute voix, vos désirs, l'Univers vous entend.

ALIMENTEZ-vous le mieux possible.

ALLÉGEZ votre emploi du temps de tout ce qui est inutile.

ANTICIPEZ pour mieux gérer votre vie.

APAISEZ-vous, et ne laissez pas la colère vous envahir.

APPRÉCIEZ l'existence dans sa plus petite parcelle.

APPELLEZ vos amis, même lorsque vous n'êtes pas bien...

APPROVISIONNEZ votre cuisine en produits sains.

ARBOREZ votre jardin, balcon, maison...

ARROSEZ de champagne une bonne nouvelle.

REVENDIQUEZ votre droit au bonheur et agissez !

REDÉFINISSEZ vos objectifs.

RELATIVISEZ vos problèmes, ils ne sont que temporaires.

REJETEZ vos mauvaises habitudes.

RESSOURCEZ- vous dans la nature, ou... en vous-même.

RÉORGANISEZ votre temps, en vous donnant la priorité.

RENONCEZ aux critiques, elles sont stériles.

REFAITES une petite déco de votre intérieur, même légère ; il est bon de repeindre, bouger les meubles, renouveler...

REFUSEZ une invitation, si vous n'en avez pas envie ; sachez dire non.

RÉGALEZ-vous de bonnes choses dans leur vraie saison (fruits, légumes,), et craquez sur le chocolat !

RELÂCHEZ la pression plusieurs fois par jour, hydratez-vous, respirez profondément, mangez quelques fruits secs.

RELAXEZ-vous le weekend, une coupure est nécessaire.

RIEZ le plus souvent possible, c'est salvateur.

RÉSERVEZ du temps rien que pour vous régulièrement, pour souffler, cuisiner, lire, regarder un programme débile sans remords, ou ... ne rien faire. Paresser est une excellente thérapie !

RESPIREZ profondément plusieurs fois par jour, car le stress et le surmenage vous font vivre « en apnée »...

RETIREZ de la liste de vos « amis », les pique-assiettes, les pleurnicheurs-profiteurs, les puiseurs d'énergie qui vous confondent avec leur psy, sans rien donner en échange !

RETOURNEZ à « l'école », si votre planning vous le permet, comme l'Université du temps libre : cela permet d'obtenir des savoirs, et de s'enrichir des connaissances dans des domaines variés comme les sciences, arts, activités sportives, ou nouvelles technologies.

REVENEZ à l'essentiel, et prenez du temps pour vous ressourcer auprès de la nature. Pourquoi ne pas planifier souvent une activité en plein air ?

REVIVEZ et dupliquez à l'infini les moments authentiques et doux, (je ne les énumère pas... ils sont propres à chacun).

RÉVOLUTIONNEZ votre existence, en sortant du rôle d'attentiste, de persécuté, de témoin statique de votre vie. Passez à l'action, avant que les regrets ne surgissent !

Conclusion

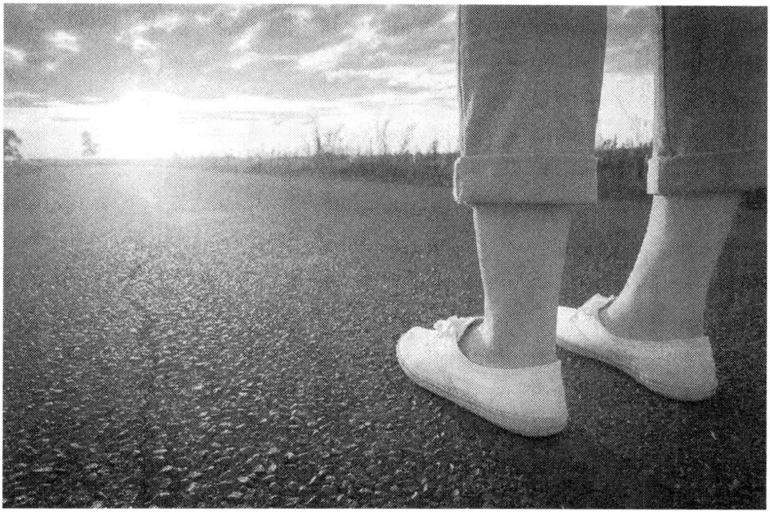

« Ce n'est pas le but de la promenade qui est important mais les petits pas qui y mènent. » - Proverbe chinois

Nous voici au terme de cette balade ensemble. J'ai eu du plaisir à vous accompagner, dans cette quête de renouveau. Je souhaite de tout cœur, vous voir adopter quelques-unes de mes « recettes de bonne vie ». Ce petit guide sans prétention saura, je l'espère, vous conduire sur un chemin personnel de renaissance et de réveil à vous-même. Allez à votre rythme, progressivement, n'essayez pas de bruler les étapes.

Comme Maria, donnez-vous du temps, cultivez la joie, mais surtout aimez-vous !

Oubliez craintes et angoisses, accordez-vous la priorité, vous êtes précieux, et surtout, n'oubliez pas :

« La peur est l'énergie qui contracte, referme, cache, entasse et blesse. L'Amour est l'énergie qui s'étend, s'ouvre, révèle, partage et guérit ». **- Neale Donald Walsh**

À PROPOS DE L'AUTEUR

Elisabeth Hénin est depuis plus de 25 ans au service des autres, dans le domaine de l'énergie et du bien-être.

Ses parents, soucieux de forme et santé, l'ont initiée très tôt aux bienfaits d'une vie saine. Naturopathes avant l'heure, ils lui ont inculqué les préceptes essentiels d'une merveilleuse existence. A douze ans déjà, elle avait lu les livres posés sur la table de nuit de son père… Tous, contenaient des recettes de bonne vie.

De manière naturelle et évidente, elle a orienté sa profession vers le soin ; d'abord dans le domaine de la beauté et des technologies de pointe pour soigner la peau.

Puis dans un deuxième temps, et après de nombreuses années d'investigation et de formation, elle s'est consacrée au mieux-être sous toutes ses formes. Chaque jour, dans son institut dédié au bien-être, elle a le plaisir d'être à l'écoute de ceux qui lui font confiance.

Améliorer silhouette, forme, beauté, fait d'elle une heureuse praticienne.

Printed by Amazon Italia Logistica S.r.l.
Torrazza Piemonte (TO), Italy

15165259R00087